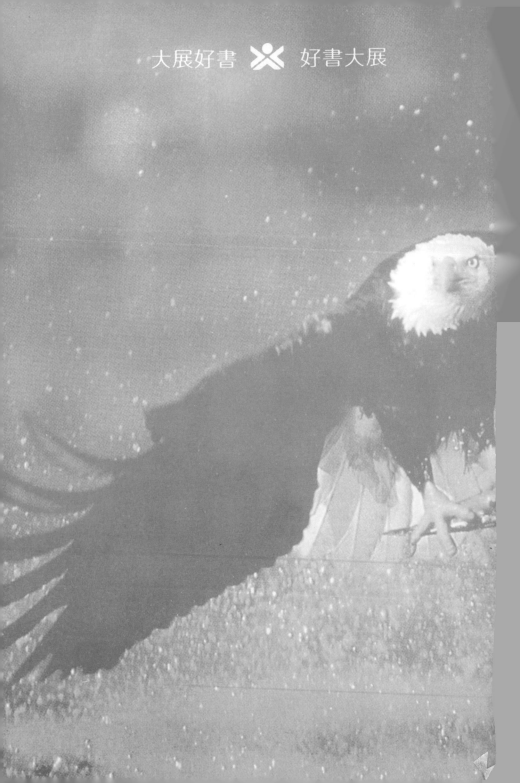

養 生 保 健 32

太極
八卦之源與健身養生

鄭志鴻 吳忠賢／編著

大展出版社有限公司

前　言

　　中華文明史，可以說始於兩幅古老而神奇的圖——「河圖」與「洛書」。「〇（零）星點點」，河洛圖中的「〇」與「●」隱含著宇宙、自然、生命之變化規律，無極圖、太極圖、八卦圖等哲學圖像也由此而生。也可以說，充滿睿智的中國古代哲學也源於此。而中國古代科技、文化的每一方面，無不是在中國傳統哲學的主導下而取得輝煌的成就，武術也不例外。

　　縱觀歷史，每一位有成就的武術家無不對中國古典哲學有深刻的理解並以此指導實踐。武術本爲修性養身的方法之一，其目的就是爲了提高自身的精神境界與生命力。如果沒有中國古典哲學的指導，中華傳統武術文化必將成爲無源之水。

　　河洛圖的出現，傳說爲龍馬、神龜背負而出，故有「河出圖，洛出書，聖人則之」之說。

　　筆者認爲，這是遠古的聖賢們在長期的修煉實踐中，透過「仰觀天象，俯察地理」而得到的。

　　本書介紹的養生法，即是歷代聖賢們在認識宇宙和人生的過程中，總結傳遞下來的一種修煉心性、通達自然的好方法。

　　我們還由大量考古出土的實物，從一條新的思路去揭示河洛之秘，提出了中國古代的「日心說」，對

指導修煉的中國哲理，也作了一些新的剖析。這對我
們正確認識中華傳統武術乃至整個文化將大有裨益。

　　當然，書中的觀點僅爲我們個人的一些認識，不
妥之處，祈請方家指正。

編著者

目　錄

第一章 地中藏天機

第一節　鏡中乾坤朗

　　本世紀初，在中國大陸出土了大量古代文物，如青銅器、陶瓷等，殷商廢墟中的甲骨文等等。這些文物記錄了古代文明的進程。大量的古文物證明，在遠古時期，中國已經完成了太陽中心學說，尤以銅鏡的圖紋表現最為形象生動。

　　銅鏡以漢代古墓之中出土的量最多，具有代表性的是刻有「新作大鏡，幽律三綱，銅出徐州，師出洛陽」的銅鏡。這種銅鏡地區、年代跨越很大，如在遼陽三道壕魏晉墓出土的鏡中銘文也刻有「銅出徐州」。

　　1998 年 1 月 10 日，在日本奈良縣天理市柳木町 3 世紀末的黑耐古墓群中，發現了 32 枚中國古代銅鏡，其中有一枚刻有「銅出徐州、師出洛陽」字樣。徐州即古代的魏國，是歷史上傳播道家文化的重鎮，洛陽是中國遠古文明的發源地，上古時期河洛圖即是在洛陽出世。

　　銅鏡在古代即是國寶，曾經大量傳入倭國（日本）。據古籍《魏志倭人傳》中記載，倭國國王卑彌呼於景初三

年（239 年），正始四年（243 年）、八年（247 年），多次到魏國朝貢，魏國皇帝曾經賜予「銅鏡百枚」。

日本近代也出土了數百枚中國各個時期的銅鏡，1997年 8 月 2 日，在日本的大阪府的一個小鎮古墓中，發現的五枚中國古代銅鏡，有一枚銅鏡上刻有（魏）青龍三年（235年）的文字。

1998 年 3 月 8 日本奈良古墓中還發現了中國 7 世紀的五行八卦天文圖(圖 A1)。

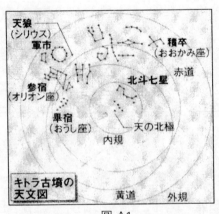

圖 A1

註：此圖是以計算機對出土文物進行處理之後，仿文物原圖繪製而成，日本東海大學情報技術中心及日本 NHK 電視臺提供。

圖中的三個同心圓即地支十二時辰與十二月之意，最外的圓周為二十四節氣的周天變化之意。也就是說，這個天文圖表現出宇宙陰陽變化是空間的實與光陰流動的虛的結合。這個圖反應出宇宙的運動與靜止雙重性，是道家思想體現。

太極 八卦之源與健身養生

註：這幅圖與高松古墓基本相同，但此圖比以往古墳發現的天文圖水平更加高。以往的天文圖，如高麗古墳和日本高松古墳的天文圖均為中國天文圖的複製品，而這個天文圖的星宿略有創意，以表現日本地理位置在中國的東側，看出苦心創作之意。其作者既知道河洛圖天文學內涵，又不墨守成規，非凡夫俗子或更非一般政客所為。因為五行八卦天文圖在中國漢代以後基本上在道家與道教中秘傳，「天機不可泄」，一般是不能公開的，所以繪畫者應當是中國古代修行的高道，而古墓中，能夠享受這種待遇的人必是有德高人，能夠把這樣高級科學傳到倭國，說明了古代民族之間的深厚信賴與友誼。

　　此前在此古墓附近的高松古墓中也發現了類似的天文圖，見圖 A2、A3（均為根據實物仿製的圖案），其中的青龍、白虎、朱雀、玄武四象與日月星辰的表現與銅鏡的圖紋相仿，它提供給我們更加鮮明的啟示，銅鏡圖案即是宇宙圖。

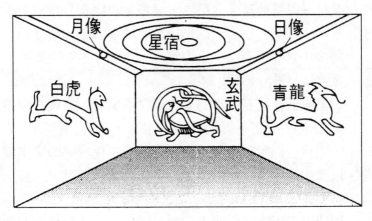

圖 A2

11

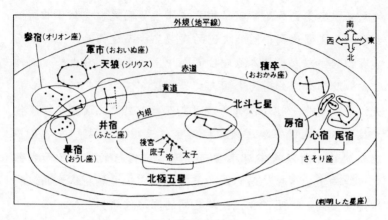

圖 A3

　　遠古時期中華的祖先，在觀察天體時，以北極為主心，對北極東南西北四方的星座各用一種動物表現，即現在所謂的青龍、朱雀、白虎、玄武之四象，此五行運行即為天體五行。

　　五行又影響地球上之萬物，又把宇宙物質分類成金、木、水、火、土，它們之間循環變化關係謂之物理五行。西方屬金，岩石類為金；東方屬木，植物、生物類為木，故「東西」一詞，泛指萬物。

　　四象與五行代表宇宙的變化規律與原理，古代哲學中又用數表現宇宙在不同範疇內的規律，其專用詞為「無極」，「〇」即宇宙中心，太一也稱「太極」，即宇宙變化。以及兩儀、三才、四象、五行、六合、七星、八卦、九宮、十天干、十二地支等都有其科學奧秘。

　　銅鏡中青龍、白虎代表四象，泛指二十八星宿。經由破解上古的河洛圖就會發現，銅鏡是用來表現上古時期的

太極 八卦之源與健身養生

天文學工具，眾多圖像是天文學的精縮，它使古代哲學術語的四象、五行、八卦、九宮、天干、地支的原始含意再現。

銅鏡的外形為圓形，內部是星球圓周運動軌跡，表現以太陽為中心的圓周運動軌跡。周圍用四星或八星，或十二星對稱排列，即按五行（東南西北中的天體方向）、八卦（四正與四隅方位）、九宮形式排列。表現九大行星以太陽為中心進行周天運動的軌跡，九大行星即金星、木星、水星、火星、土星、海王星、天王星、地球、冥王星，在上古時期是用天干「十」來記錄的。

洛陽近代出土的漢代古鏡記錄了上古文化，具有極高的哲學藝術水平。銅鏡圖像中外圓內方，體現天體宇宙的空間、時間、方位、方向。大圓在外，小方塊在內，圓中含方，體現地球處於太陽系天體結構中。中心的太陽與四方塊周圍，均有數圈環繞，表達星球的周天運行軌跡，附加的圖案有五穀、花草、藤棘、蟠螭、禽、獸、龍、鳳、人物，形形色色，多姿多彩。

在四方塊之中有的是刻有 12 個小星球周轉，表達一年四季的 12 個月之意，有的刻有 8 個，表達八風二十四節氣之意。中心大圓，代表太陽，四方形的標記代表地球的四時、四季。外面的圓周代表天體圓周運動軌跡。這種宇宙表現方式，古人謂之「天圓地方」，古代錢幣大多是用這種圖形代表宇宙。

銅鏡一般都是與劍、刀等等武術器械同時出土，從中可以看到古代修行家的心底世界。從西漢初到東漢初（約前 206～公元 25）出現了這些圖像。

如洛陽出土的古銅鏡，圖案各式各樣，豐富多彩（圖A4①～圖A4⑥），有的圖表現太陽、地球、自然界、生命；有的是地球圍繞太陽公轉和自轉以及月球圍地球的周天運動軌跡圖；也有地球繞太陽公轉周期12個月圖；九大行星圍繞太陽周天運行軌跡圖；內涵四象、五行、八卦、九宮、天干、地支的宇宙圖；風、氣與生命的周天關係圖；宇宙周天運動原理圖等等，如圖A4⑦，圖的中心為太陽，地球的四季，穀穗，邊緣表示光芒，如圖A5①、A5②表現的是地球的公轉軌跡。

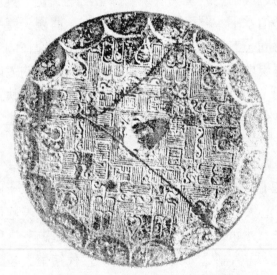

圖A4①　太陽、地球、四季、穀穗

太極 八卦之源與健身養生

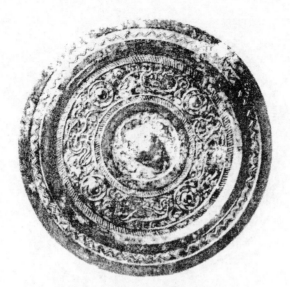

圖 A4② 太陽、地球、自然界、生命

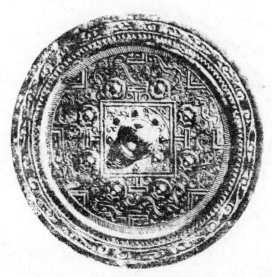

圖 A4③ 刻有天干、地支、四象、五行、八卦、九宮的宇宙圖

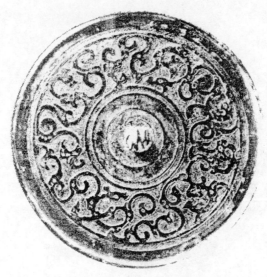

圖 A4④

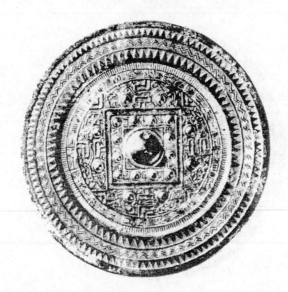

圖 A4⑤

太極 八卦之源與健身養生

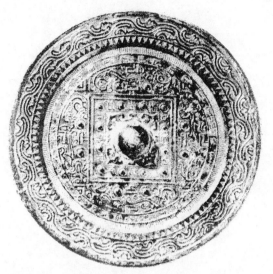

圖 A4⑥　(五行、八卦、九宮)天干、地支的宇宙圖

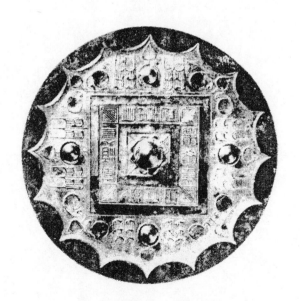

圖 A4⑦　太陽、地球、四季、穀穗圖

第一章 地中藏天機

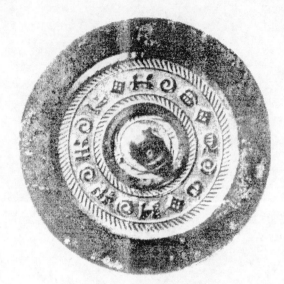

圖 A5① 地球公轉的軌跡

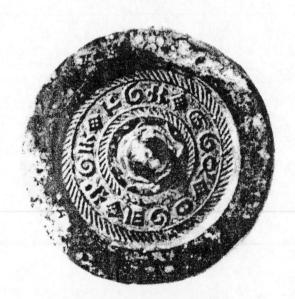

圖 A5② 地球公轉的周天軌跡

太極 八卦之源與健身養生

第二節　心清見真言

古代銅鏡中，將天體圖與銘文相配，將五行、八卦等修煉原理及修行境界以銘文記錄下來，展現出古代社會的生活情趣和人生境界，我們從下面的內容中可以了解到一些與修煉有關的銘文。

1993 年 2 月，在江蘇東海縣（西漢時屬東海郡）尹灣西漢時期的古墓（公元前 206～公元 25）群發掘的一枚銅鏡銘文：

> 「漢有善銅出丹陽，卒以銀錫清而明，
> 刻治六博中兼方，左龍右虎主四彭，
> 朱爵（雀）玄武順陰陽，八子九孫治中央，
> 常葆父母利弟兄，應隨四時和五行，
> 皓如天地日月光，照神明鏡相侯王，
> 衆眞美好如玉英，千秋萬世樂未央兮。」

這段銘文道出古代哲學術語的四象、五形、六合、七星、八卦、九宮的原始意義。

1982 年，山東青州沈家莊出土的王莽時期（公元 9～23）的銅鏡銘文，更具特色，把河洛圖與銅鏡的關係表現出來。銅鏡內有四星圍繞太陽轉，配有表現八卦的四神四獸，圖中刻有兩幅「大泉五十」圖案。

「大泉」喻氣象變化，「五十」是對河洛之圖數規律的應用，古稱大衍之數。因為五與十之數被用來推衍氣候變化，一年分成二十四節氣，七十二候，每月分三旬，每

旬分十日。銘文：「漢有善銅出丹陽，取之為鏡清如明，左龍右虎備四方。」青龍、白虎喻天體二十八星宿的方位，東為青龍，西為白虎，南為朱雀，北為玄武，古人稱之為四象，中心為勾辰，合為天體五行之象。

(參考《考古》1996 年第 10 期)

1994 年，山東威海蒿泊鎮大天村東部西漢古墓出土的銅鏡，半球星，12 星相連，中心為太陽光。自內而外有兩圈銘文：「見日之光，長勿相忘。」

外圈銘文：「如明光而耀美，扶佳都而無間，

康察而牲寧，志存神而不遷，

淂併觀而不棄，精照作。」

梁南莊漢墓銅鏡，內區為周天圖紋，外區銘文：

「內清質以昭明，光輝象夫日月，

心乎而質忠，雖塞而不泄。」

此銅鏡表現日月交替。

(參考《考古》1998 年第 2 期)

老河口李樓西晉年墓銅鏡，周天圖紋。銘文隸書「位至三公」中心圖紋為太陽光照射，涵蓋八個星，並有四象表現。以及地球的周天軌跡圖。

1983～1992 年，在河南省偃師市杏園村發掘的唐代銅鏡（直徑 19.5 公分）銘文：

「照心寶鏡　圓明難擬

影入四鄰　形超七子

菱花不落　回風詎起

太極 八卦之源與健身養生

何處金波　　飛來畫裡」

「影入四鄰」為日月之光照射之意，「四鄰」為四象，「七子」為北斗七星，「菱花」不落為八方喻八卦，「回風詎起」喻八卦起風雷，「飛來畫裡」即宇宙縮影之意。

(參考《考古》1996 年第 12 期)

山東鄒城市文物管理部門 50 年代徵集的兩枚漢代銅鏡，體現出古代道家氣功的修行方法。

(參考《考古》1997 年第 7 期)

　　「蒼龍白虎辟除道，

　　上有仙人不知老，

　　渴飲玉泉譏食棗，

　　壽如金石之國保。」

這裡的「玉泉」「棗」都是古代氣功煉丹方法代稱，主要是指辟穀食氣之法。蒼龍、白虎喻金、木，亦指氣功修煉中的龍虎相交法。圖像在四象外排列 8 顆星，四象內排列 12 顆星，同時配地支 12 時辰，銘文在外緣。是典型的古代天文學圖像（這枚銅鏡直徑 20 公分，厚 5 公分，重 820 克）。

流雲銅鏡銘文：

　　「作佳鏡哉真大好，

　　上有仙人不知老，

　　渴飲玉泉譏食棗，

　　浮游天下敖四海。」

「浮游天下」是氣功修煉心境描寫，「四海」喻內氣在人體中流動。這枚銅鏡同樣用四象圖，內有 12 星，間以地支 12 名稱篆書，光線和氣的變化而成像，以星空為背景，最外緣刻銘文及花草樹木等，體現宇宙、自然、生命融合統一。

　　仙人逍遙鏡，圖紋中有一人扶琴，一人聆聽，雙人對飲，一人與虎熊戲圖。

　　神人四象鏡圖銘文：

> 「袁氏作鏡真大巧，
> 上有東王宮，西王母，
> 青龍居左，白虎居右，
> 山人赤松子，
> 仕之三公，
> 賈萬倍，辟去不祥。」

　　「東王宮」為東海龍王的宮殿，象徵太陽初升之處，內丹術中喻肝木；「西王母」是王母娘娘的天宮星宿的代稱，內丹術中喻肺金。最早見於《歸藏》（約戰國初年）裡記載。「昔嫦娥以西王母不死之藥服之，遂奔月為月精」（《祭顏光祿文》註引），張衡著《靈憲》曰：「嫦娥，羿妻也，竊西王母不死之藥，奔月。將往，枚占有黃，有黃占之，曰：吉，翩翩歸妹，獨將西行，逢天晦芒，毋驚毋恐，後卻大昌。嫦娥遂托身於月，是為蟾蜍。」

　　月光與蟾蜍古代往往比喻為陰柔之美，相對太陽陽剛之美而言。可見古人透過神話形式來傳播修行的方法。

青龍、白虎代表四象二十八宿。「赤松子」是上古時期雨師，能夠自由來往於天地間，這裡代表水，「山人」指修煉得道之人，即仙人，有土之意。「仕之三公」既日月星，是生命賴以生存的條件。銅鏡圖像中心是太陽，金、木、水、火、土五行俱備，喻風調雨順，萬物生發。

八卦鏡圖銘文：

「*七星朗耀過三界，一道靈光伏萬魔*」。

三界是宇宙的代稱，「靈光」可理解為正炁昇華而形成光。這枚鏡外飾後天八卦圖，中設北斗七星。

許由巢父神話鏡（元代製），這枚銅鏡記錄了道家文化的歷史悠久。

註：古籍傳載堯讓天下於許由，許由遁去，堯又召為九州長，許由聽後洗耳於潁水旁，被朋友巢父看見，問明原委，指責許由為何不到高山僻野修煉，而到處浮游，沽名釣譽，洗耳之水污染了他的牛口。

第三節　誰把乾坤繡

由於我們不是專門搞考古研究，在本節中我們就不一一列舉，只是搜集了一些銘文，從中了解到銅鏡更多的意趣。

一、古代修行者用來參考宇宙之理，測悟人生，明心見性之銘文：

1.天王日月，壽如金石。

2.內清質以昭明，光輝象夫日月，心忽揚而願忠，然

壅塞不泄。

3.見日之光天下大明，內清之以昭明，光象夫日月心。

4.日有熹，月有富，樂毋常，得意美，人會於瑟待。

5.涷冶鉛華清而明，以之為鏡宜文章，延年益壽去不祥，與天無極而日月光，千秋萬歲長樂未央。

註：無極一詞在銅鏡中常常出現，代表圓周，其數用十五表現。

6.上大山，見神人，食玉英，飲澧泉，駕蛟龍，乘浮雲（白虎引兮直上天），受長命，壽萬年。宜官秩，保子孫。

7.潔精白而事君，宓陰之明，煥玄錫之流澤，恐疏遠而日忘，懷麋美之窮思，外稱歡之可說，慕窈窕而靈景，願永思而毋絕。

註：這裡用比喻方式體現了氣功的感受。

二、反映古代風俗、民情、歷史的銘文：

1.吾作明鏡，幽諫宮商，周羅容象，五帝天皇，伯牙彈琴，黃帝除凶，朱雀玄武，白虎青龍，君宜高官，子孫番昌。

2.吾作明鏡，幽諫宮商，周刻無極（或天道），配象萬疆，伯牙舉樂，眾神見容，天禽四首。

3.王氏（或龍氏，或李氏或青羊）作鏡四夷服，多賀國家人民息，胡虜殄滅天下復，風雨時節五穀熟，長保二親得天力，官位尊顯蒙祿食，傳告後世樂無極。

4.吾作明鏡，幽諫三商，周刻典祀，配象萬疆，統德序道，敬奉賢良，伯牙鼓琴，眾神主陽，福祿正明，富貴

安樂，子孫番昌，賢者高顯，士至公卿，與師命長。

三、天文星宿的銘文：

角天巨虛日有熹，昭此明鏡成快意，左龍右虎成四時，常保二親樂毋事，長宜子孫家富殷，周天無極常相意。

註：在漢代銅鏡的銘文中，常用周天、無極、天道等詞語，說明周天＝無極＝天道。周天則側重於天文學的表現，無極則側重於哲學，天道則側重於道家學說，多在道教中流傳。

四、反映生活與愛情的銘文：

1. 見日之光，長毋相忘。
2. 見日之光，美人在旁。
3. 日月之美長毋相忘。

在眾多銅鏡的銘文中，出現日月、四時、天道、無極、青龍、白虎和吉祥術語二親益壽、子孫番昌、福祿無疆等字樣。銅鏡中的圖紋是日月交替，四季變化的天文學圖案，民間用來表達對健康長壽、幸福、美滿生活的祝福，也作為驅邪之語，而道家及道教中，則用來傳授古代養生方法和闡述宇宙天體運動的道理。

中國目前發現早期的銅鏡是安陽殷商文化晚期墓葬出土的凹鏡，利用太陽光取火，古稱陽燧。約在公元前13世紀末期至12世紀初期。

古籍記載尹壽為發明製鏡的人，尹壽為黃帝之臣，而又成為堯的老師。《世本補註》曰：「蓋鏡肇於軒轅，尹壽為臣，君得臣統，故諸書又言黃帝製鏡也。堯師君壽，一作尹壽，字之誤。」《新序》曰：「堯學於尹壽」，尹

壽為堯的老師。故此推斷，最早的銅鏡製作距今有 4500～5600 年。但是，僅僅以銅鏡的圖紋說明古代中國已經完成了太陽中心學說還不足，我們可從其他的物證來進一步了解。

第四節　青銅器中的宇宙圖像

1. 張衡地動儀

東漢（公元 25～220）時期，張衡發明了地動儀，其構思為宇宙、天地的精縮。主體象徵太陽系的星球運動軌跡，中心的一個大球代表太陽，周圍八龍各含一球，形成以太陽為中心的天體布局，四周配有四象，即夜空可見的二十八星宿，八個蟾蜍望天而吼，代表地球承接天體之氣，刻畫出九大行星圍繞太陽運動，產生四季變化。它與銅鏡的圖像異曲同工。

這個地動儀的精度極為準確，哪個方向地震時，那個方向的球就會吐出落入地面的蟾蜍口中，於是聲音大作。它準確地預報了 138 年隴西（今甘肅省西部）的地震。

張衡記錄了常明星 124 個，定名 320 個，其他小星 2500 個，微星 11520 個。他還創造了渾天儀解釋天象的運行原則，經由漏水使其運轉。星象出沒和天空完全一致。張衡也指出月光來自於太陽光照射。

太極 八卦之源與健身養生

2.春秋戰國時期中刻有天干的宇宙圖像 （地球儀）

宇宙中浮游的地球儀，圖像以地球為主體，周圍的十孔象徵太陽系的十大星球也表示天干之數十（圖 A6）：上面刻有雲紋，高 26 公分，陝西寶雞出土。

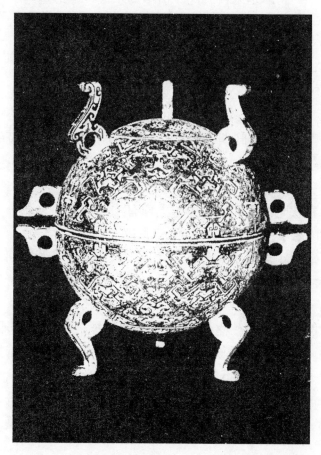

圖 A6

3.刻有天干地支的宇宙圖像（地球儀）

（上海博物館所藏，戰國時期出土文物「三角雲紋敦」）縱向十二條為經，稱天經，象徵地球公轉，環繞太陽十二周。每一周的運動為「輪迴」，或稱「年輪」。橫向十二條為緯，稱地儀，為月球環繞地球十二周，「天經地義」一詞即是來自於此，引申為永恆不變的道理。道家稱「天不變，地不變，道義不變」即此意。

4.古盤中宇宙原理圖像

甲骨文記載了上古時期天文學的天干地支理論，也有其他方式表現陰陽五行八卦的圖像，如彩陶繪畫中的陰陽魚。青銅器興盛時期（公元前 2500～前 500），神龜圖與龍魚圖紋被作為神物製作成青銅器的盤鑒等流傳下來，慶幸的是在考古中發現了這些文物。

春秋時期魚龍紋盤，盤上刻有十二條魚，象徵十二個月陰陽曆法。

龜魚紋盤高 42.1 公分，口徑 41.7 公分，圓口闊唇，腹飾斜魚雷紋一道，足飾雷紋二道，腹內中飾一龜，外繞三魚。

殷商時蟠龍紋盤高 11.2 公分，口徑 28.9 公分，圓口窄唇，腹飾斜角雷紋，足飾饕餮紋各一道，腹內中飾蟠龍紋，繞以鳥獸各三，在龍首左耳之左角有銘一字。

殷商時六鳥蟠龍紋盤高 10 公分，口徑 34.6 公分，口上蹲六鳥，腹中飾蟠龍紋，口飾魚鳥獸紋各四，象徵四季變化。

殷代（約公元前 16 世紀～前 11 世紀）的盤多圓腹，圈

太極 八卦之源與健身養生

足無耳，周代以後多圈足附耳或三足。

春秋（約公元前 770～前 476）盤，由龜龍、魚紋組成，彼此相差 1000 多年，盤中圖像沒有改變，只是外形上稍有差異，可見蟠龍紋圖像不僅僅是一種裝飾圖案，它可能是一種很重要的法器，而且春秋的圖案魚紋的數是 12 個，象徵地支 12。

古代就是這樣用陰陽魚（通稱太極圖）圖形，魚龍圖紋代表宇宙時空變化。因此，龜、魚為吉祥物，龍作為中華民族圖騰的象徵一直沿用到今。

第五節　彩陶、瓦當中的宇宙圖像

近代出土的新石器時代的彩陶中，描繪的以太陽中心，九大行星周天運行圖像。受天體之理的啟發，中華祖先參照這些宇宙圖像，效仿天體宇宙周天循環之道而修煉人體內氣，開發人體小宇宙的潛能，出現很多超人之能。

遼寧省文物考古研究所，在朝陽市凌源縣安杖子村夏家店古城址（燕）獲得一批戰國（公元前 722～公元前 207）至西漢時期的珍貴文物，其中圓瓦當 21 件，表現宇宙的圖像與銅鏡圖像接近。

（參考《考古學報》1996 年第 2 期）

1.瓦當中間圓心鼓起，用以太陽為中心的五星（五行輪）將字隔開，陽刻「千秋萬歲」。

2.瓦當以太陽為中心，構成天體之九大行星周天運行軌跡圖像。

3.以地球為主體，用雲紋變化表現地球四象，轉動法

輪圖案。

4.漢代長安城冶鑄遺址出土瓦當中，有周天輪迴圖像。

（參考《考古》1997 年第 7 期）

1993 年在徐州市銅山縣茅村鄉微山村考古發掘的唐代（618～907）墓磚圖紋。

（參考《考古》1997 年第 3 期徐州市博物館）

一、古磚中表現天體宇宙圖像，中心九宮圖像象徵著天，四周花葉象徵地球與生命（圖 A7A）。

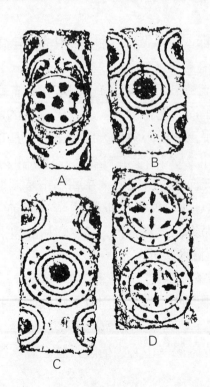

圖 A7

太極 八卦之源與健身養生

二、中心為兩輪環繞、四角兩半圓環，即河洛圖的中心圖形（圖A7B）。

三、中心有三圓環，外環間有圓點象徵眾星圍繞太陽轉（圖A7C）。

四、兩幅為表現天地宇宙的八卦九宮圖（圖A7D）。

該墓磚均青灰色，質地較硬，有鍥形、長方形、刀形三種。

第六節　神話中的天文學

神話故事具有傳播範圍廣、時間久遠的特點，遠古時期文化歷史很多都被編成神話流傳在民間得以保存下來，如三黃五帝，「女媧補天」「夸父追日」等。

《山海經・大荒南經》中記載：東南海之外，甘水之間，有羲和之國，有女子名曰羲和，方日浴於甘淵，羲和者，帝俊之妻，是生十日。這裡實際借用神話的形式講述古代伏羲治天下時，伏羲的妻子羲和（女媧）已經觀測到太陽系的十大星球。

《山海經・海外東經》：湯谷上有扶桑，十日所浴，在黑齒北。居水中，有大木，九日居下枝，一日居上枝。

註：湯谷（古代傳說日出的地方。即「暘谷」），暗示十大星球在同一天體中運行，扶桑為一棵兩幹同根的大樹，比喻古代的河洛兩圖，暗示河洛圖的五行哲學原理，五行為東、南、西、北、中的方位，對應構成宇宙的五種基本物質為木火金水土，黑色代表四象的起點暗示玄武，為宇宙節氣變化的起點，這個起點在各個時期不盡相同。如公元前104年的太初曆

31

（漢武帝太初元年）中規定五個起點，二十四節氣以冬至為起點。「九日居下」暗示九大行星，圍繞太陽做周天運動。

《列子‧湯問》曰：「夸父……渴而死棄其杖，屍膏肉所浸，生鄧林，鄧林彌廣數千里。」這些神話的地區侷限說明了創作的時代背景，在步行時代，數千里的鄧林是創作者的生活範圍。足以說明神話的作者認識到地球與太陽的相互運動關係。

太陽與地球的運動關係在青銅器圖像中出現，天干、地支在漢代銅鏡圖像中出現，○、一、二、三、四、五、六、七、八、九、十等，每個數字，都是遠古聖哲的智慧結晶。

太極 八卦之源與健身養生

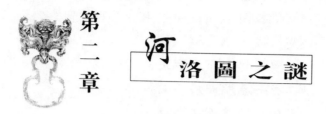

第二章 河洛圖之謎

第一節　河洛圖問世

　　河圖、洛書傳說為龍馬、神龜背負而出（圖B1），實際上應是上古之聖賢們對於天體觀察後對宇宙的描述。河

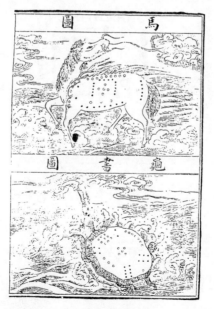

圖B1　龍馬神龜圖

洛圖中「○」「●」即是上古時期結繩記數方法的再現。

我們從河洛圖本身的結構中（圖 B2）也可看到：

河圖的結構：

一與六共宗而居乎北，

二與七為朋而居乎南，

三與八同道而居乎東，

四與九為友而居乎西，

五與十相守而居乎中。

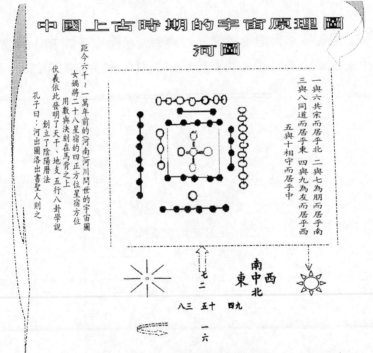

中國上古時期的宇宙原理圖

河圖

距今六千～一萬年前的河南河川問世的宇宙圖
女媧將二十八星宿的四正方位星宿方位
用數與決刻在馬背之上
伏羲依此發明了天干、地支五行八卦學說
創立了陰陽曆法
孔子曰：河出圖洛出書聖人則之

一與六共宗而居乎北，二與七為朋而居乎南，
三與八同道而居乎東，四與九為友而居乎西，
五與十相守而居乎中

南西
東中
北

七 二

八 三 五 十 四 九

一 六

十為天干 遠古時期指宇宙實空太陽系十大星球，也用來表現宇宙的生成次序。後用來紀年
十二為地支遠古時期指宇宙虛空時間變化，十二年十二月十二時辰後作為紀年的方法

圖 B2

太極 八卦之源與健身養生

河洛圖以北極五星為中心的星宿，是對四象、二十八宿的縮寫，河圖為四正的星宿。

「一與六共宗而居乎北」，即北極星之北為正北的星為 1+6=7 顆。

「二與七為朋而居乎南」，即位於北極星之南正南方位的星 2+7=9 顆。

「三與八同道而居乎東」，即北極星正東方位的星宿，3+8=11 顆。

「四與九為友而居乎西」，即位於北極星正西方位的四個星與九個星。

「五與十相守而居乎中」，即北極五星與太陽系（天干）十大星球。

洛圖（圖 B3）的結構：

戴九履一

左三右七

二四為肩

六八為足

五居中央

「戴九履一」，即位於北極星東南方向的九個星與一個星。

「左三右七」，即位於北極星西北方的三個星與七個星排列形式。

「二四為肩」，即位於北極星西南方向的兩個星與六個星。

「六八為足」，即位於北極星東北方向的六個與八個星宿排列。

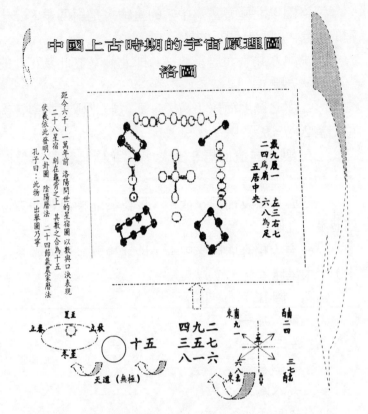

圖B3　河洛圖結構

「五居中央」，即北極五星也是宇宙的中心，也稱無極之光。

河洛圖中央為空白，四周為黑白陰陽變化，說明考慮到光源為永恆不變。

《易經》中【益】篇道出「十朋之龜」的典故，【乾】【坤】兩篇對五行八卦的論述，它是根據河洛圖而做，故此可以斷定河洛圖問世至少在殷商之前。根據孔子

太極 八卦之源與健身養生

的「古者包犧氏之王天下也，仰則觀象於天，俯則觀法於地，觀鳥獸之文，與地之宜，近取諸身，遠取諸物，於是始作八卦，以通神明之德，以類萬物之情……上古結繩而治，後世聖人易之以書契，百官以治，萬民以察，蓋取諸夬」，可知八卦圖是伏羲所做，而河洛圖早於八卦圖，考古的甲骨文中出現了河圖之數（圖B4），青銅器中也發現了神龜，新時代彩陶中也發現陰陽魚圖紋記載節氣的變化，故可以確認其河洛圖產生在6000～10000年前，中國古文明上下五千年的表現恰如其分。

　　仕《繫辭傳》《道德經》《淮南子中》《神龜賦》《洛神賦》等與河洛圖之理有關的文獻中從未提到大禹，為何後來人們要將大禹與洛圖聯繫起來呢？對照秦始皇等

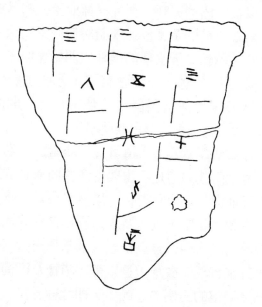

圖B4　甲骨文之河洛之數

古代暴君，後人借用大禹、周文王兩位賢明君王來闡述道德治天下的重要。

《尸子輯本卷上》曰：「禹理水，觀於河。見白面長人魚身出，曰：『吾河精也』授禹河圖，而還於淵中。」

由於大禹治水開始劃分了九洲行政區域，因此就把禹與洛圖的九天表現聯繫起來，則稱大禹治水出洛圖，文王以此繪後天八卦。實際上河洛兩圖為同時出現，先天與後天兩幅八卦圖也是同時完成。

一幅好畫是一部書，一本好書是一部歷史，河洛圖反映了社會文明發展過程。從龜紋盤、龍紋盤、銅鏡、鼎、酒尊、香爐、象尊等法器中可互為認證。

伏羲運用河洛圖的理論建立曆法，發展農業、醫學（氣功）以後，國勢興旺，百姓蜂擁而至，歸其麾下，人口集中。5600 年前的黃帝經過查訪終於收集到伏羲氏傳下來的河洛圖，讀懂了天文學的道理，開始作曆法，「能成命百物，以明民公財」，治國有道，才產生新的政治格局。因此伏羲根據河洛圖創造八卦、六合，開闢了天文學、數學理論。意味著中華民族興起。

老子《道德經》云：「道可道，非常道，名可名，非常名」，道家所談的道是宇宙與生命共同運動的規律，道家將宇宙天地與生命變化奧秘，以河洛象數、陰陽學說體現出來。洛圖之和數十五，為天道圓周運動規律，月亮以十五為最美，二十四節氣以十五天為基準交替。陰陽曆法都經由十五來實現，故稱天德為美，道德為高尚。而陰陽學說歸結為宇宙的三個中心範疇，即北極五星為中心的體系，太陽為中心的體系和地球為中心的體系。月球圍繞地

太極 八卦之源與健身養生

球轉的周天運動規律通過陽曆、陰曆、農家曆的十二支關係體現出來。追求美滿、圓融、平衡是中國傳統文化的特徵，氣功、太極拳、八卦掌等也是遵循此理而成。

十二與十五歸結為「道」與「德」兩個字，○在中國作為哲學符號代表「無極」「天道」「周天」，囊括了宇宙、天地、自然、生命的秘密。道、佛、儒、武、醫、藝以各種形式傳播其內在的道理。3500～4500 年前的《易》中有【乾】【坤】兩篇，老子寫成《道德經》，孔子寫成《繫辭傳》，曹植寫成《神龜賦》《洛神賦》，明代的隱士來知德寫成《易經來注圖解》，武術中以太極拳演示出它的原理，清時董海川以八卦掌演示出它的軌跡。

第二節　河洛圖與天道

早在上古時期，中華民族先祖的聖賢們，在表現天體結構以及星球運動原理時，就已經應用了數學、繪畫等方法，用○代表「天道無極」的圓周軌跡，用自然數，一、二、三、四、五、六、七、八、九、十代表星宿，創作了河洛圖。數學的最高結晶是創作了「盤古」，即丹書原理數陣圖。伏羲根據河圖之陰陽變化的象理與奇偶數排列的數理之間的聯繫，創作了「六合」，根據洛圖陰陽之象理以及數陣的「三五」之數理，發明了太陽曆法即「丹書」，並創作了「九九之數」，即中心為一的數陣排列，「九九之數」是一種數學演算方法，即數陣圖。

八卦圖是伏羲根據「九九之數」的排列方法發明的，伏羲以蓍草「—」「- -」代表陰陽號碼，演示數理、

象理變化的規律，揭示宇宙萬物運動變化的規律性、可知性、可變性。

「八卦圖」即透過「━━」「━ ━」陰陽變化表示萬物之象，由「━━」「━ ━」排列表示數與數之間的相互聯繫，象與數結合一體，揭示了「五行」「六合」之間的關係，把宇宙萬物變化規律性、天體結構軌跡與運動規律畫成圖形。八卦圖把古代文化的天軸學說、天心學說、日心學說、地心學說、元氣學說圖像化，因而揭開了宇宙運動的奧秘。

八卦圖的發明開闢了中華文明的新紀元，由此，形成了以天文學的五行八卦與數學的奇偶數結合一起，解釋宇宙形成與變化的哲學，俗稱陰陽哲學，它是中國上古時代科學文化哲學藝術的高度結晶。

自然數中的奇數，一、三、五、七、九代表的天體宇宙結構，稱為陽數，即混元一氣，上中下三才（包括三界、三心），北極五星，北斗七星，九宮運動規律，數學中的偶數二、四、六、八、十表現的運動變化，稱為陰數。

宇宙的變化包括日月交替，晝夜輪迴，冷暖變異等，可用陰陽兩個字代替，也可以再把陰陽變化分成寒暑易往為四季，四時，而星球運動的周期規律則可以用「六合」表現，包括天干、地支，內涵八風、八節、十旬、十星等，這種用陰陽數的變化體現宇宙變化的方法，漸漸簡化成哲學名詞「陰陽」兩個字，以代表天地間的一切變化。

河圖的「三五之理」確認了天體運動的圓周軌跡，因而古人得出「天道曰圓」的結論，進而產生「丹書」（即

太極 八卦之源與健身養生

曆法），那麼為什麼稱「河出綠圖」「洛出丹書」呢？「綠圖」與「丹書」的內涵是什麼呢？它與「六合」「九九之數」是什麼關係？它與八卦圖又有什麼聯繫呢？

從伏羲的發現與伏羲的發明中的聯繫可知，「綠圖」與「丹書」就是河洛圖的變形圖，伏羲把河洛圖的抽象圖變成直觀圖，「綠圖」就是六合天文圖，「丹書」就是形成太陽曆原理的「九九之數」，它也是伏羲畫八卦的理論基礎。後人進一步由此演化出「金丹原理圖」。

一、河洛圖與曆法

一般改朝換代都要對曆法進行修改，這樣，過去的曆法就被淘汰，而宣傳舊曆法無疑要威脅到新政權的穩固，最原始的曆法原理河洛圖，也就被扼殺在封建專制中。

《漢書・律曆志》記事曰：

「元鳳三年（公元前80年），太史令張壽王上書言：曆者，天地之大紀，上帝所為傳。黃帝調律曆，漢元年以來用之，今陰陽不調宜，更曆之過也。」詔下，主曆使者鮮於妄人詰問壽王，不服。妄人請與治曆大司農中丞麻光等二十餘人，雜候日、月、晦、朔、弦、望八節、二十四氣、鉤校諸曆用狀，奏可。詔與丞相、御使、大將軍、右將軍史各一人、雜候各上林清臺，課諸曆疏密。凡十一家，以元鳳三年十一月朔旦冬至，盡五年十二月、各有第。壽王課疏遠。案漢元年不用黃帝調曆，壽王非漢曆、逆天道、非所宜言，大不敬。有詔勿劾。復候盡六年，太初曆第一。即墨徐萬且，長安徐禹治太初曆，亦第一。壽王及待詔李信治黃帝調曆皆疏闊。又言黃帝至元鳳三年六千餘歲，丞相屬實，長安單安國、安陵桮育治始

終，言黃帝以來，三千六百二十九歲，不與壽王合。壽王又移帝王錄，舜、禹年歲不合人年。壽王言化益為天子代禹，驪山女亦為天子，在殷、周間，皆不合經數。壽王曆，乃太史官殷曆也。壽王猥曰：「安得五家曆？」又妄言太初曆虧四分日之三，去小餘七白五分，以故陰陽不調，謂之亂世。劾：壽王吏八白石，古之大夫，服儒衣，誦不祥之辭，作妖言，欲亂制度，不道!奏可。壽王候課，比三年下，終不服，再劾死，更赦勿劾，遂不更言，誹謗更甚，竟以下吏。」

壽王所言的殷曆，謂之黃帝曆，黃帝曆由黃帝的大臣容成（註）制定的，至此被廢除。這裡邊記錄了幾個古代歷史文化問題。

1.「曆者上帝所為」說明在黃帝之前有曆法，即伏羲作六合的八卦圖曆法。在黃帝時代得到進一步調整。

2.壽王的曆法為殷代的曆法，又稱為黃帝曆，在漢代被改動。

3.壽王與治曆大臣二十餘人制定的曆法，有四時、八節、二十四節氣。

4.黃帝的時代至少在元鳳三年以前 3629 年以上，距今5500 年以上。這樣可知伏羲在 6000～10000 年前。

5.舜、禹、驪山女的年齡超過一般凡人，與曹植《洛神賦》中談到的女神在時間上相吻合。

6.這裡邊講到在天文學研究中應用了數學的除法。

7.壽王的曆法既為太史官曆殷曆，壽王因反對漢代改曆而受到降職處分。

8.河洛圖被黃帝或黃帝的大臣用於修定曆法，通過上述曆法事件可知，黃帝曆法被廢除同時，而且輕談律法災

太極 八卦之源與健身養生

禍甚大。

河洛圖是古代天文學的產物，受它的啟發而產生了太陽中心學說。春秋時期沿用《太歲曆》，後被漢代《太初曆》代替，《太初曆》中設立了五個宇宙起點，把伏羲作的「六合」曆法簡化了。從中取了「五合」，由於道家丹功修煉需要這五個起點來行氣，控制內氣的火候，所以河洛圖的道理並沒有因為曆法更替被毀掉，一直受到道家修行者重視，視為珍寶秘密傳承。

註：容成為古代的修煉家，即今日稱之為生命科學氣功的先祖。《漢志·方技略》有《容成陰道》二十六卷、《黃帝三王養陽》。

二、洛數之「九」

在人類出現之後，宇宙就成為神秘話題，在 6000～10000 年前，有人把對宇宙的觀測結果整理成河洛圖。古人運用洛圖數理，以洛圖最大數「九」應用在天文學中，將宇宙分為三個範疇：

1.以北極星為中心的二十八星宿，稱為九野。

2.以太陽為中心的太陽系九大行星運動，稱為九星或九天。

3.地球稱九地、九州、九泉或九窟。

「九窟」是對海洋流動的解釋，大禹治水時做九疇以象徵宇宙。故稱「天道曰圓」「圓則九重」。「圓」指天體運動周天循環之意，「九」即九野、九星、九州、九地。

《山海經·海內經》曰：「洪水滔天，鯀竊帝之息壤以

湮洪水，不待帝命，帝令祝融殺鯀於雨郊，鯀復生禹，帝乃命禹卒，布土以定九洲。」大禹治水沿用了九洲行政區域。道家以九作為吉祥數字，河洛圖的歷史價值常引起後人對它的敬佩感嘆之情。

屈原《天問》曰：

　　邃古之初，誰傳道之？

　　上下未形，何由考之？

　　冥昭瞢闇，誰能極之？

　　馮翼惟像，何以識之？

　　明明闇闇，惟時何為？

　　陰陽三合，何本何化？

　　圜則九重，孰營度之？

　　惟茲何功，孰初作之？……

「圜則九重，孰營度之」（譯：天地之道動靜開合方圓一體，用九之數可以表現天地運動之理，誰使它產生運動的呢？又是誰開始用九來劃分的呢？）就是指遠古時期對天體的劃分方法，也是屈原（前340～約278）對河洛圖的偉大發明發出的讚嘆和困惑。參看圖B5，明代蕭雲從為《天問》作圖。

三、「綠圖」與「天干」

河洛圖問世至今經過了至少6000～8000多年的歷史，星移斗轉，滄海桑田，歷史變遷，儘管現在已經無法找到伏羲的那塊刻有「六合」天文圖的石碑，但是，古往今來大道總有人傳承，透過古籍和古代石刻天文圖中，我們仍然可以找到它的歷史痕跡。

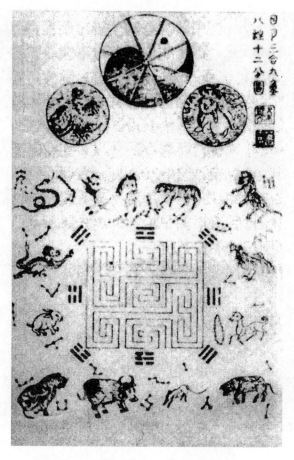

圖 B5　《天問》圖　明代蕭雲從作

　　南宋淳右七年（1247 年）的石刻天文圖，此圖中將赤道、黃道、節氣、北極星、北斗七星、銀河刻入在內（圖 B6）。

　　文字的發明對宇宙的表現更加精確，在甲骨文中以東南西北中方位代表五行的金、木、水、火、土同時配合四

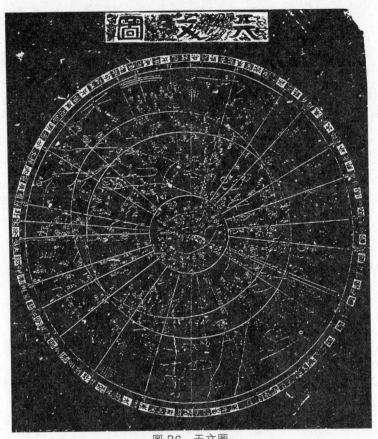

圖 B6　天文圖

象、五行、八卦、方位表現宇宙變化原理。

　　大約 4500～8000 年前的甲骨文中，將上述內容簡化成十個字，表現宇宙形成程序與天體結構布局，即：甲（天軸），乙（宇宙能源氣），丙（天），丁（地），戊（五行的中心），己（天心北斗七星），庚（萬物發生），辛（人類出現），壬（日，月，星一相通），癸（宇宙的八

太極 八卦之源與健身養生

卦運動規律），稱「天干」，甲骨文中的天干字形記錄了「六合」的原始涵義。方塊字出現後（約 3500～4500 年前），上述的「天干」內容被凝縮成一個有哲學意義的文字「乾」（註：方塊字即漢字非漢代之意，為漢民族文字之意）。

伏羲的「六合」天文圖，揭示了日新月異，星移斗轉的運動規律，經由六大要素掌握宇宙變化。在古代天文圖中既有黃道、赤道之分，又有 360° 的同心圓周軌跡之合，所謂「天地合一」即來源於此。「天」者「天干」，宇宙由米與結構關係，「地」者「地支」，宇宙運動的十二規律特徵。

「伏羲六合」天文圖，設定的 360° 同心圓軌跡包括：

1. 以北極星為天軸（或天根）的宇宙太空中心圓周 360°，內涵十二宮。

2. 以北斗七星為天心的二十八星宿空間排列，即天宮大圓周（或稱九宮中）360°，內涵十二節氣〔根據天地對應的原則把地球在大周天運動（公轉一周）過程中氣象變化規律劃分成二十四節氣〕。

3. 以太陽為中心地球轉動一周，變化的大周天軌跡 360°，內涵陽曆十二月。

4. 地球運動的大周天軌跡 360°，內涵陽曆十二年，即木星與地球繞太陽周期為 1：12，陰曆十二月。

5. 地球小周天運動軌跡（自轉一周）360°，內涵十二個時辰。

6. 月球繞地球轉動周天軌跡 360°。

天、地、人三者之間一氣相通，故有「天人合一」道

理成立，氣通神往，因此有「六丁六甲六神通」之說，「甲」在古代代表天，「丁」代表地，六神即「六合」之氣，中國民間的祝壽「六六大順」，以及俗語中的「四六不懂，一竅不通」的「四」「六」「一」都是指「六合」天文學理論而言。

四、「丹書」與「地支」

上述六條 360° 同心圓，明確了二十四節氣，十二月的變化規律，以天空北斗星為中心劃分了區域即十二宮（木星運動一周地球約為十二年），地球繞太陽轉動一周（大周天）大約相當於月球繞地球轉動十二周，地球自轉一周的（小周天）十二時辰，氣候變化的十二節氣，這樣天體運動的周天十二律被稱為「地支」沿用下來，在甲骨文時代用十二種動物的特徵體現出來，鼠（子）、牛（丑）、虎（寅）、兔（卯）、龍（辰）、蛇（巳）、馬（午）、羊（未）、猴（申）、雞（酉）、狗（戌）、豬（亥），地支的十二律劃分方法包涵了農家節氣曆法代表太陽曆原理，方塊字出現以後，將上述涵義凝縮成一個含有哲學意義的字「坤」。

十二律的劃分揭示了天體周天運動的規律，特別是在天軸上附近劃分十二宮，堪稱奇蹟般的發明創造。

因為太陽系的九大行星之中，木星最為明亮，容易觀察，位置相對固定，木星繞太陽一周地球需十二周，通過木星在天體十二宮的位置，就可以確立地球在宇宙中運動的相對方位，再根據天心北斗七星的觀測，就可以馬上知道是什麼節氣。

太極 八卦之源與健身養生

現代科學雖然發達，但是要能馬上說清楚地球運動處於宇宙的哪個方位，恐怕不太容易。因此「六合」的發明不僅解釋地球運動規律，而且解釋了整個天體宇宙運動的空間規律，時間推移。現代科學的「日心說」，不過是中國古代天文學中「五行」的五分之一內容，足以證明古人對天文科學研究的縝密性。

　　伏羲創作發明的「九九之數」證明中國早在6000～8000年前已經完成了日心學說，但是歷史發展中常常出現「陰差陽錯」「黑白顛倒」之事，經歷數千年後的現代人，把農曆看成陰曆，這樣伏羲在中華文明歷史發展中的科學貢獻也被抹殺了，伏羲與女媧為何在中國古代受到崇拜的原因也不了了之。

　　出土的唐代陶器中表現的八卦方位與十二律代表的地支關係圖，圖中的西北方位有個特殊標記即「宇宙天體的起點」→「乾」的位置（圖B7）。

　　七星，八卦，地支與二十四節氣的相對變化位置，遠古時期據此可在航海中判斷方向與季節（圖B8）。

　　每年的冬至日為一年的一陽初生之時，此時北斗七星的勺運動到八卦的艮位，恰好與地支的十二時（北方玄武）的位置，子時相交（「交子」逐漸演化成「餃子」），夜的十二時又是一日的正子時，一陽初動，這

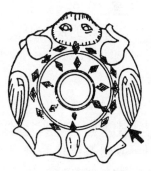

圖 B7　乾的標記

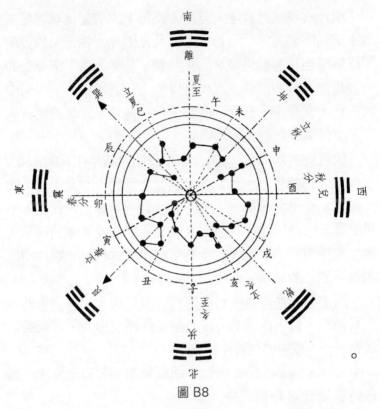

圖 B8

樣，冬至之夜的十二時是「雙交子」，天增日月，人增壽，所以中國的民俗中要在這天夜裡包餃子，並說冬至吃餃子，防止凍掉耳朵。餃子也成為中國北方飲食文化的一大特徵。

　　道家丹道氣功的修煉者更注意這個時辰的到來，丹氣在丹田中運動，形成一股能量，在冬至之夜的「正子時」養丹、煉丹為最佳時刻，手掐「子午決」，陽氣初動，引內氣出爐，經海底穴沿谷道直上頭頂「百會」，小周天大周天奇經八脈都開始同步啟動，沿各自的軌道運轉，這樣

天道（大周天運動）的「子時轉陽」，地道（小周天運動）的「子時陽動」，與人道的「子時陽生」，在同一時辰，同一刻，相交一起，人體內氣與宇宙的外氣交融混元一體，產生同步共振，可以感受宇宙、自然、生命之氣微妙奧秘。但是，為何在「六合」天文圖中出現六個十二律劃分方法呢？

古人如何發現、發明十二律的「地支」學說呢？這裡邊藏著中國遠古文明的科學秘密，它的原理來源於道家秘密傳承的上古時期的「金丹秘法原理圖」，也就是「丹書」之理的演示圖，同時它還與數字的寫法，一、二、三、四、五、六、七、八、九形成有著密切關係，每個字都有天文學的涵義，甲骨文中的「七」（十）就是北斗七星在四正方位運動的寫意圖。

五、七星與八卦關係

北斗七星的運動趨勢決定了後天八卦圖的順時針動向，為了體現「天左旋，地右轉」的道理，古人將這一道理用太極圖配合八卦圖表現出來，即將天動學說與地動學說結合起來研究宇宙變化，陰陽魚頭向順時針的太極圖與八卦圖結合畫法稱「天八卦」，俗稱「神八卦」，陰陽魚頭向逆時針的太極圖配八卦圖的「反動派」畫法稱「地八卦」，俗稱「鬼八卦」。順時針左轉稱為陽，逆時針右動稱為陰，陰陽互補，各有其用（註：中國古代民俗中把天上的東西稱為神，把地下的東西稱為鬼）。

五行學說中的天軸說、天心說原理是中國古代天文學的最大發明。北斗星斗勺一年四季沿順時針方位變化，而

51

斗柄始終指向北極星，古人因此發現了天軸位置的北極星。天八卦是以北斗七星斗柄指向西北方位的參宿為始點的運動標記，四季之中指向東南西北不同方位的星宿。天八卦包括以北極星為軸心的天體星宿劃分方法，也包括北斗星沿順時針趨勢在乾坎艮震巽離坤兌方位運動。

地八卦中體現了以太陽為中心的地球的大周天運動與小周天運動的規律，即地球公轉與自轉原理。它是五行學說的日心學說，地心學說的形象劃分與表現方法，因此陰陽魚眼代表節氣的變化，北方冬至陰中有陽開始出現，南方夏至陽中有陰開始出現。

「七星八卦定九宮」的學術理論的歷史至少在 6000～8000 年前，延續至今，現代出土的考古文物中，常常可以看到新石器時期（5000～8000 年前）的彩陶中頭尾相追魚紋圖，在青銅器時期（3500～5600 年前）則多為盤龍圖表現宇宙運動。

北斗七星的有規律運動，使古人認識到在宇宙中有一種能夠推動北斗七星運動的能量，並且北斗七星運動也有軸心，這個軸心就是北極五星，「天八卦」即後天八卦圖就是以北極五星為中心劃分宇宙區域的，因此，中國古代天文史上出現二十八星宿劃分法。

如何表達元氣與北斗七星、二十八宿的關係呢？如何把八卦圖與天地運動的道理用數理、象理充分表現出來呢？古人因此而發明了新的數陣，這就是「丹書」原理圖。

伏羲發明的原始八卦圖以「——」「— —」而成，漢字讀音為後人加註。

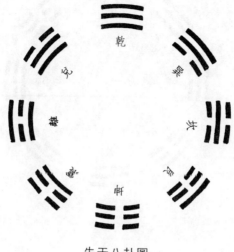

先天八卦圖

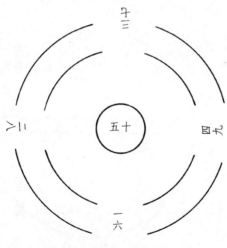

圖 B9　逆時針轉向

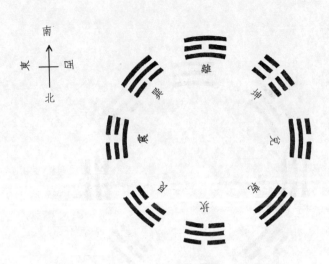

后天八卦圖

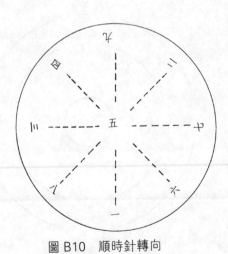

圖 B10　順時針轉向

太極　八卦之源與健身養生

註1：先天八卦圖，以北極星為天軸，是以地球為參照物，表現宇宙的結構和變化。

數理：先天八卦圖，由河圖數排列而來，以「五」為基數，五天為候，一年有七十二候。三五相連為一氣，「五」作為宇宙的核心，天體的軸心因而劃分「五行」「五音」「五色」「五氣」，古人曰「河圖為宇宙的體」。

註2：後天八卦圖也是以北極星為天軸，以北斗七星為參照物，揭示宇宙的變化和結構。

數理：後天八卦圖，以「十五」為基數，十五天為一節氣，一年分二十四節氣，數按洛圖排列，古人曰「洛圖為用」。

六、「丹書」數陣之謎

洛圖最初是根據天體四隅方位的星宿排列畫出來的，由於奇妙的「三五」之理，使伏羲發明了後天八卦圖，揭示了地球運動的節氣變化的本質，古代聖哲對其極為重視。

上古時期的聖哲們雖然發現河洛圖的數理與象理的規律，但是他們並沒有滿足河洛圖的數理與象理揭示的道理，經過研究發現，在古代河洛圖基礎上，把數字作以調整就會表現出宇宙運動規律，即以「地支」表現的天體運動循環無端的軌跡和以數學奇偶數表現的陰陽變化關係，這樣就在河洛圖基礎上發明了「金丹原理圖」，也稱「丹書原理圖」。

此圖中心為自然數的「一」，象徵大宇宙中的元陽之

氣，橫豎連線，對角線連接的自然數之和為十二，受此啟
發，伏羲在「六合」天文圖中設定了五個十二律（以北極
星為宇宙中心劃分的十二宮，以太陽為中心的太陽系九大
行星運動規律，木星繞太陽運行周期十二年，地球繞太陽
周期十二月，地球自轉周期十二時辰。以及節氣變化的表
十二律，「地支」之意）（圖 B11，丹書原理圖）。

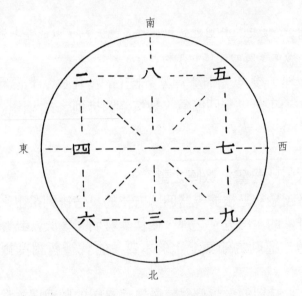

圖 B11　丹書原理圖

　　由於此圖中的左側由偶數二，四，六，八構成，右側
由五，七，九構成，形成數的陰陽分布，因此，在太極圖
中形成左陰右陽順時針流動趨勢。圖中對角線之數和為十
二，代表天體運動規律「地支」，這種星球在宇宙運動中
形成的周天變化稱「太極」，故「極」字十二畫，外部運
動順時針運動「八卦」代表「天干」，由此合成一幅宇宙

太極 八卦之源與健身養生

運動全圖，故也稱「九九歸一圖」，或稱「丹書」。這一奇妙的數陣對古代的文化產生了極大的影響，《易經》的序碼圖編排也是以此圖數的組合而成。

數學中的乘法，「九九歌訣」的運算，可以在此圖中完成，從「一一得一」到「九九八十一」之數都可以在此圖中完成並表現出來，乘法口訣運算到$-1 \times -1 = 1$，$9 \times 9 = 81$之時，歸到中心起點「一」，故稱「九九歸一」圖。古代數學心算法，也稱「袖裡囤金術」或「袖裡藏乾坤」「天盤八卦圖」等就是指此圖而言，漢語中的「盤算」「心中有數」一詞就是緣於此而產生。

「丹書原理圖」周圍的大圓周是從河洛圖的中心〇演化出來的，故在天體中代表「無極」「天道」「周天」，也代表「〇」。它使古代數學中的「〇」（音讀零）與其一，二，三，四，五，六，七，八，九連接起來，漢語中的「零湊八碎」「零亂」「化整為零」「零畫（花）乾（錢）」等由此演化而來。

在中國上古時期，以及甲骨文時代「十」字的寫法是將「一」字豎起成「1」。即橫寫成「一」，豎寫則「以一當十」。

「丹書」圖是伏羲的發明，上古時代的產物「1」（十）的讀音以及用法盡在其中，圖中心的「＊」號為乘法九九歌訣中出現「十」的讀音連結標記符號。因此，此圖可以表現自然數的全部讀音，所以「九九歸一圖」不能用其他文字代替，否則其內涵與讀音都發生變化。

「丹書」圖中的「九」為極陽之數代表天，在後天八卦圖中把「乾」作為天的起點，定位於西北方位為二十八

星宿的井宿與參宿之間，據此通過北極星劃分了天體的四隅方位，與四正方位，天八卦的方位得到明確劃分，這一點正是北斗七星在「立冬」時期所指向的方位，由此建立了地的起點「立冬」位置，即地球公轉一周的大周天圓周360° 弧線「黃道」的起點也是終點，地八卦方位得到確立，古人根據北斗七星的運動規律判明地球八風二十四節氣的變化。

伏羲創作的「九九之數」即用於農家曆法中的計算，在二十四節氣中，從冬至開始，經過「九九八十一」天，就到了「打春陽氣轉」的季節。「冬至」也標誌著「數九」進入隆冬季節。

洛出「丹書」就是指依此而產生的曆法原理，曆法出現人類的生活就安定了。

甲骨文中數字是寫意象形字「一」「三」「五」「七」「九」，就是用來表現宇宙形成天體運動的符號，「五」（区）表現天軸與八卦四隅方位的動態，「七」（+）用來表現天心北斗星在八卦四正方位的動態，「九」（乀）表示天心運動的起點位於西北角，八卦周天的標記乾坎艮震巽離坤兌的起點也就因此定位。

後天八卦圖的順時針運動趨勢揭示了宇宙能量轉化運動規律，順其勢，能量則增加，逆其勢則減，故有「順則昌，逆則衰」「有道則明，無道則昏」之說。在氣功調氣運氣中也離不開它，故稱其為「金丹原理圖」。

中醫學中針灸調氣時「左旋針為補，右轉針為泄」都是以此圖為原理的實踐產物。

太極 八卦之源與健身養生

七、諸子論一

「丹書原理圖」問世後，使中國古代文明進入了飛躍發展的時代，丹圖數理排布「一」位於中心代表宇宙運動的中心骨幹，它的天文學的內涵包括以天軸、天根、天心、太陽、地球、天盤為中心天體圓周運動的軌跡，但是在遠古時代的宇宙學說中，「一」也代表宇宙原始大氣即「混元氣」，「一」又是奇數代表陽，因此，中國古代的天文學、數學、哲學、氣功、中醫學都以丹書圖的數字排布為理，論述宇宙運動產生陰陽平衡的道理，漢語中的「一定」與「不一定」之詞其由來都與此相關。「一定」是確切的表現。百家爭鳴的春秋戰國時期，出現了眾多的思想家，他們以古樸自然的觀點，闡述宇宙、自然、生命形成的道理。

老子作《道德經》八十一章，以象徵「九九之數」的道理，其中第三十九章論道：「昔之得一者，天得一以清，地得一以寧，神得一以靈，穀得一以盈，侯王得一而以為天下貞。」老子的論述範疇遠遠超越了圖中數字的局限，它把「一」開闊到廣泛的宇宙空間，太始宇宙，生命之初。

《老子》論道：「道生一，一生二，二生三，三生萬物。」

《莊子·天地》論道：「泰初有無，無有無名，一之所起，有一而未形。」

《列子·天瑞》論道：「一者，形變之始也。」

《淮南子·詮言論》論道：「一也者，萬物之本也，無敵之道也。」

孔子論道：「是故易有大極，是生兩儀，兩儀生四象，四象生八卦，八卦定吉凶，吉凶生大業。」孔子把「一」說成是「大極」。孔子、老子等聖賢都在論「一」，是將「丹書」圖的象理、數理、道理、法器融合一體，闡述宇宙的變化的程序，這就把宇宙、生命、自然，運動變化的本質表現出來，這些同文異語的精闢論點，把中國的文化特徵體現出來，「一」在哲學中就是無極、大極、太上、太乙、太陽、太和（地球）元氣的代稱，在天文學中代表了北極星、北斗星，在古代氣功方法則代表丹田，因此有人提出「丹書萬卷不如守一」，丹田修煉可以使人「心明眼亮」「心花怒放」。

道家人物葛洪著《抱朴子》中曰：「……一在北極大淵之中……，一有姓字服色，男長九分，女長六分……，此乃道家所子重，世世歃血，口傳其姓名耳。一能成陰生陽，推步寒暑，春得一以發，夏得一以長，秋得一以收，冬得一以藏，其大不可六合階，其小不可豪芒比也。」把伏羲作「六合」與「丹書原理圖」中的數陣暗示出來，「世世歃血，口傳其姓名耳」可見古人對其重視程度，對伏羲之名與伏羲發明的「九九方圓之數」的敬愛。

但是，「丹書」原理圖得之不易，不懂其理則成了數學遊戲，古人極為珍視，不肯輕談。

漢代張陵曰：「一者，道也。今在人身何許？守之云何？一不在人身也，諸附身者悉世間常偽使，非真道也。一在天外，入在天地間，但往來人身中耳，都皮裡悉是，非獨一處，一散為氣，聚形為太上老君，常治崑崙……。」說明一是宇宙的元氣。

元氣是宇宙、星球、生命、自然萬物運動的能源，有此而產生宇宙的變化，因此，「丹書」圖把「一」置於中心，元氣是一根無形的天柱支起「天軸」北極五星，推動「天心」北斗七星，轉動「天盤」九宮，丹書圖說明這一切運動的方向都是按後天八卦方位周行不止。

元氣就是這樣無形、無聲、無像、無處不在、無時不有，它像潛龍一樣，叩起太陽，讓水星、木星、地球、金星、火星、土星、海王星、天王星、冥王星繞著太陽轉動，它使地球上有了萬物，它使萬物有了生命，它使人類出現⋯⋯

河洛圖，「盤古開天」數陣圖，八卦圖的象理，數理，「九九之數」，「六合」揭示了宇宙、生命、自然運動的本質規律，陰陽五行八卦哲學的出現後，太極圖也隨之產生，這些圖像孕育了偉大的中華文明。

第三節　河洛圖與氣功武術

《列仙傳》曰：「容成公（黃帝的大臣）者，能善補養導之事，取精於玄牝，其要穀神不死，守養生氣者也。髮白復黑，齒落復生」、「冷壽光、唐虞、魯女生三人者，皆與華佗同時，壽光年百五十六歲，行容成御婦人法，常屈頸鵄息，鬢髮盡白，而色理如三四十時。」它記錄了5600年前的黃帝大臣容成等人以河洛圖為原理的修煉方法。

《黃帝內經》是在2500多年前的古人將5000年前醫療氣功經驗編輯匯集成經典。《史記》云：「百家言黃帝，

其文皆不雅訓，薦紳先生難言之。」說明在古代也有很多人對氣功不甚了解。

《論衡》王充云：「素女對黃帝陳五女（氣功行氣）之法」，可知黃帝也是氣功的研究者，聞道不分男女，不恥下問。也說明在遠古時代不但有氣功獲得長壽方法，而且還有性科學研究，經由氣功改善生理機能。

三國時期的曹植《桂之樹行》記錄了氣功修煉地點、人物、方法。「桂之樹，得道之真人，咸來會講仙，教爾服食日精。要道甚省不煩，淡泊無為自然。乘蹻萬里之外，去留隨意所欲存，高高上際於眾外，下下乃窮極地天。」

《平陵東》：「閶闔開，開衢通，被我羽衣乘飛龍。乘飛龍，與仙期，東上蓬萊採靈芝。靈芝採之可服食，年若王父無終極。」

《苦思行》：「綠蘿緣玉樹，光耀燦相輝。下有倆真人，舉翅翻高飛。我心何踴躍，思欲攀雲追，鬱鬱西岳巔，石室青青與天連。中有耄年一隱士，鬚髮皆皓然。策杖從我游，教我要忘言。」

《盤石篇》記錄了功理、功法。「呼吸喬船櫂」。

《飛龍篇》記錄了功理、功法、功效。「授我仙藥，神皇所造。教我服食，還精補腦。壽同金石，永世難老。」

《升天行》記錄了氣功發源地。「乘蹻追術士，遠之蓬萊山。」

《五游詠》記錄了氣功修煉的意義。「服食享遐紀，延壽保無疆。」

太極 八卦之源與健身養生

宋‧張君房《雲笈七籤‧延陵君修養大略》曰：「以其功則氣化血，血化為精，精化為髓。一年易氣，二年易血，三年易脈，四年易肉，五年易髓，六年易筋，七年易骨，八年易髮，九年易形」就其源流在 6000 年前的導引術。

《易經》中的養生技擊的秘法經歷數千年的轉輾，形成武術的內在運動秘法，古代的修行者將道家的導引氣功與古代戰爭中的技法結合形成了各種流派，這些流派在深山大川中、平原塵海中流傳著。

歷史上武林高人，如三國的武聖人關羽，鴻門宴上「項莊舞劍意在沛公」的項莊，春秋時期因劍法馳名的越女，戰國末期刺殺秦始皇的荊軻等，無不受益於道家的科學理論。軍事家、武術家、《孫子兵法》的作者孫武更是把河洛圖的原理運用到實戰當中。八卦陣則是其代表作之一，八卦掌、太極拳等則是個體化了的軍事武術。

在遠古時期，一些武林高人為了修行或避亂把武術帶到名山大川，荒山、僻野之中，這樣在一些常人無法生活的險峻之地保留著古代的武術，如湖北的武當山、河南的嵩山、四川的峨嵋山、安徽的九華山、黃山，遼寧的千山、黑龍江的長白山等。

近兩千年來，由於道教、佛教的興起，在名山之中又出現宗教聖地，武術修行者又把傳統武術融入宗教的生活之中，這又使宗教聖地的武術更加充滿神秘色彩。在近數百年中，武林界形成了北尊少林、南尊武當的局面。到了現代，各種武術流派如雨後春筍。

　　註：傳統武術流派雖多，總體可分為內外兩大家：

外家拳：傳統武術與佛教的禪學相融合，以剛猛威震武林，唐王李世民曾經派遣少林武僧出征抗倭，此事立碑記錄。明末清初《少林易筋洗髓經》問世，近代文學藝術更加推動了少林拳的傳播與發展。

　　內家拳：傳統武術與道教的精修結合形成內家拳，武當山高道張三豐以河洛圖的原理開創了內家拳學，以柔克剛，名振遐邇。皇帝聞其超人之能派人尋訪，多次不遇，為此在湖北武當山立碑記錄了三豐其人其事。

　　明代黃梨州《南雷文定・王征南墓志銘》「有所謂內家者……蓋起源於宋之張三豐，三豐為武當丹士，徽宗召忽之，道梗不得進，夜蒙元帝授之拳法，厥明，以單丁殺賊百餘」，明朝黃百家的《內家拳法》「自外家至少林其術精矣。張三豐即精少林，復從而翻之，是名內家……」

　　內家拳是以道家哲學的「無為而無不為」特徵的一種高級修行方式。近代南京國術館為了教學方便，開始劃分武當派、少林派。

第四節　河洛圖與宗教

　　在距今6000～10000年前的甲骨文中有大量數術符號，說明河洛圖悠久的歷史，宗教出現後吸收了它的精華。佛教繪畫藝術將洛圖中的天象更加直觀地表現出來。見圖B12、B13。

　　道家的陰陽魚圖案與佛教的吉祥圖案，是一個圖案的變形，八卦圖案與佛教的說法圖中的天象圖案也是來自於一個圖案的變形，即洛圖的演變而形成的，都是表達由天

太極 八卦之源與健身養生

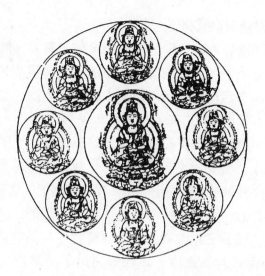

圖 B12　尊勝曼荼羅

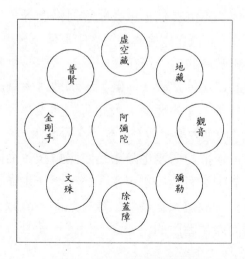

圖 B13　阿彌陀曼荼羅

地宇宙的河圖與洛圖演變而來的。

敦煌壁畫等近代發現的佛教藝術中，有關天體的圖案在漢以前就出現，大量的漢代銅鏡圖案已經很清楚地證明了這一點。當然也有從印度傳入中國的佛教圖，如大肚彌勒佛圖等，有其獨特之處。

佛家、道教、儒家都吸收了河洛圖理論。對照道家八卦圖，佛家法輪圖，民間的吉祥圖和敦煌繪畫藝術的佛教說法圖，會發現這些圖同出一轍，都是河洛圖的變形圖。

佛教經過中國文化的再創造、加工、熏陶，融入中國古代的文化精華。在佛教的曼荼羅及敦煌莫高窟佛教藝術繪畫中的觀音說法圖中，巧妙地運用了河洛圖的宇宙構思。

道教將古代對傳統祭祀活動演變成道教的儀規，保持了遠古時代的風俗文化，也吸收了河洛圖等哲學原理，因此河洛圖、八卦圖、太極圖在道教中流傳下來。

道教與佛教的弟子們在深山僻野之中與世無爭地研究宇宙生命的奧秘。道教《道藏》、佛教《大藏經》傳承了古代氣功養生方法的理論，因此有「仙人」等超常的生命現象，這就使道教與佛教在中國經久不衰。

道家哲學把一切變化歸結為陰陽轉換，而陰陽本質又為氣，一氣中涵有金、木、水、火、土。生命為木類，最終歸於黃土，故道家認為死亡是必然的，故致力於長壽的修行，因而產生超脫的生死觀，但絕不苟且偷生，為了道義與真理視死如歸。

古代如此，近代也屢見不鮮，抗日戰爭時期，嶗山100名道士為了保護一名地下黨員，面對日軍槍口，堅貞不

太極 八卦之源與健身養生

屈，最後全部被殺害就是典型一例。

　　道教聖地武當山道總徐本善（1860～1932），為了保護廟資不懼危險而被均州土匪暗殺。

　　安徽九華山修行的董海川（1797. 10. 13 生）於 1860 年左右於天津旭街嚴懲胡作非為的日本武士，「惹下滔天大禍」後隱居肅王府，光緒八年（1882. 10. 25）不忍山河被外敵蹂躪，以內氣之法自殺殉國，這是武術秘史中董海川仙逝的真情，董海川被埋葬在北京郊外，1980 年遷入萬安公墓，墓碑記錄了他的遺囑「海福壽山永，強毅定國基，昌明光大陸，道德建無極」。

　　儒教雖然不是純宗教，確也對精神世界有著極大的影響力，儒教可以從孔子對《易經》解釋中找到源流：

乾：天行健，君子以自強不息。

坤：地勢坤，君子以德載厚。

屯：雲雷，屯，君子以經綸。

蒙：山下出泉，蒙，君子以果行育德。

需：雲上於天，需，君子以飲食宴樂。

訟：天與水違行，訟，君子以作事謀始。

師：地中有水，師，君子以容民畜眾。

比：地上有水，比，先王以建萬國，親諸侯。

小畜：風行天上，小畜，君子以懿文德。

履：上天下澤，履，君子以辨上下，定民志。

泰：天地交泰，後以財成天地之道，輔相天地之
　　宜，以左右民。

否：天地不交，否，君子以儉德避難，不可榮以祿。

同人：天與火，同人，君子以類族辨物。

大有：火在天上，大有，君子以遏惡揚善，順天
　　　休命。

謙：地中有山，謙，君子以裒多益寡，稱物平
　　施。……

儒教崇尚仁、義、理、智、信。孟子曰：「魚，我所
欲也，熊掌，亦我所欲也，然二者不可得兼，舍魚而取熊
掌也。生，我所欲也，義，亦我所欲也。二者不可得兼，
舍生而取義者也。」這代表了儒家哲學思想的表現之一。
儒家致力於修、齊、治、平，由於歷代統治者只吸取適合
維護政權的部分，使儒家學術精神被曲解成三綱五常。

孔子（前551～479）《繫辭傳》對河洛圖的內容進行
了細膩描述，展現出儒家治學嚴謹的風格。

孔子曰：「履霜堅冰，陰始凝也，馴致其道，至堅冰
也。直習方大。不習無不利，地道光也。」是對河洛圖方
位的表述。河圖口訣的「一六共宗居乎北」是正北，洛圖
口訣「六八為足」為東北方位，為古河圖的四正方向，由
正北方開始，洛圖的四隅由東南開始而歸到東北，這個位
置正是地球二十四節氣冬至的位置。因此有「履霜堅冰，
陰始凝也」。證明孔子在講授宇宙自然科學的道理。

孔子指出「首出庶物，萬國咸寧」，將「神物」明確
為「河出圖，洛出書」。「是故天生神物，聖人則之。天
地變化，聖人效之。天垂象，見吉凶、聖人象之。河出
圖，洛出書，聖人則之」。何為聖人？

《韓非子・五蠹篇》稱「上古之世，人民少而禽獸眾，
人民不勝禽獸蟲蛇，有聖人作，構木為巢，以避群害，而
民悅之，使王天下，號之曰有巢氏。民食果蓏蚌蛤，腥臊

太極　八卦之源與健身養生

惡臭，而傷害腹胃，民多疾病。有聖人作，鑽燧取火，以
化腥臊，而民悅之，使王天下，號之曰燧人氏」，這裡
「聖人」指受到愛戴的發明器物之人。

《淮南子・氾論訓》：「古者，民澤處復穴，冬日則不
勝霜雪霧露，……聖人乃作為之，築土構木，以為宮
室。」《修務訓》：「昔者蒼頡作書，容成造曆，胡曹為
衣，後稷耕稼，儀狄作酒，奚仲為車，此六人者，皆有神
明之道，聖智之蹟。」可見古發明家為聖人。

古河洛圖智慧啟迪而產生的文化效應，道教為自然，
清靜，無爭無欲，與人為善，無為而無不為；佛教為慈
悲，容讓，忍耐，友愛，寬容大度；儒教的真誠善良，正
義，三教圓融。

這些思想為中國社會發展奠定了精神支柱。

第五節　曹植與河洛圖

河洛圖是中國文化的奠基石，中華的祖先按照其中的
陰陽五行八卦哲學道理，創造出古代的長壽方法。由養氣
和調氣，借助藥物和針灸的手段，平謐陰陽，調節內氣與
內能的平衡發展。

古人在氣功修煉過程中出現了如透視等特異功能，發
現人體的經絡與脈絡奧秘，又將其應用在醫學中，則形成
了中國獨特的醫學。氣功的修煉離不開人體與宇宙的潛能
開發與利用，因此，也離不開古代的天文學。

道家丹功傳承者著有很多氣功專論，但都根於「神龜
負洛書，龍馬出河圖」。曹操的三子曹植（192～232），文

才超凡，也是受益於河洛圖，在修煉中精神與肉體得到昇華。在他的《神龜賦》中有關河洛圖的源流，藏秘於文字之間。

一、《神龜賦》

龜壽千歲，時有遺龜者，數日而死，肌肉消盡，惟甲存焉。余感而賦之。曰：

嘉四靈之建德，各潛位乎一方。蒼龍虯於東岳，白虎哮於西崗，玄武集於塞門，朱雀棲於南鄉。順仁風以消息，應聖時而後翔。嗟神龜之奇物，體乾坤之自然，下夷方以則地，上規隆而法天，順陰陽以呼吸，藏景曜於重泉。餐飛塵以實氣，飲不竭於朝露。步容趾以俯仰，時鸞回而鶴顧。忽萬載而不恤，周無疆於太素。感白靈之翔翥，卒不免乎豫且。雖見珍於宗廟，罹剞剝之重辜，欲訴怨於上帝，將等愧乎游魚。懼沉泥之逢殆，赴芳蓮以巢居。安玄雲而好靜，不淫翔而改度。昔嚴周之抗節，援斯靈而托喻。嗟祿運之屯蹇，終遇獲於江濱。歸籠檻以幽處，遭淳美之仁人。晝顧瞻以終日，夕扶順而接晨。遘淫災以殞越，命剿絕而不振。天道昧而未分，神明幽而難燭。黃氏沒於空澤，松喬化於扶木。蛇折鱗於平皋，龍脫骨於深谷。亮物類之遷化，疑斯靈之解殼。

註：本文由天體的四象開始，闡述宇宙自然形成的自然道理。重濁之氣下降而成八方極遠的地，輕清之氣上升而成為浩翰無垠的天。陰陽轉化，一氣連通，造化神妙。天道混沌無為，神秘的生命由此而生。四季變化，寒來暑往，黃氏草淹沒於曠野，蒼松翠柏化於扶木，青蛇脫皮於山崗。巨龍在深谷中

太極 八卦之源與健身養生

留下它的殘骸，自然在變遷，萬類在演化著，好像靈魂脫殼一樣。

二、《洛神賦》

黃初三年，余朝京師，還濟洛川。古人有言，斯水之神，名曰宓妃，感宋玉對楚王說神女之事，遂作斯賦，其詞曰：

余從京域，言歸東藩，背伊闕，越轘轅，經通谷，陵景山，日既西傾，車殆馬煩。爾乃稅駕乎蘅皋，秣駟乎芝田，容與乎陽林，流眄乎洛川。於是精移神駭，忽焉思散。俯則未察，仰以殊觀。睹一麗人，於岩之畔。

乃援御者而告之曰：「爾有覿於彼者乎？彼何人斯，若此之艷也！」御者對曰：「臣聞河洛之神，名曰宓妃。然則君王所見，無乃是乎？其狀若何？臣願聞之。」

余告之曰：其形也，翩若驚鴻，婉若游龍，榮曜秋菊，華茂春松。彷彿兮若輕雲之蔽月，飄搖兮若流風之回雪。遠而望之，皎若太陽升朝霞。迫而察之，灼若芙蕖出淥波。穠纖得衷，修短合度。肩若削成，腰如約素。延頸秀項，皓質呈露，芳澤無加，鉛華弗御。雲髻峨峨，修眉聯娟。丹唇外朗，皓齒內鮮。明眸善睞，輔靨承權。瑰姿艷逸，儀靜體閑。柔情綽態，媚於語言。奇服曠世，骨像應圖。披羅衣之璀璨兮，珥瑤碧之華琚。戴金翠之首飾，綴明珠以耀軀。踐遠遊之文履，曳霧綃之輕裾。微幽蘭之芳藹兮，步踟躕於山隅。於是忽焉縱體，以遨以嬉。左倚采旄，右蔭挂旗。攘皓腕於神滸兮，采湍瀨之玄芝。

余情悅其淑美兮，心振蕩而不怡。無良媒以接歡兮，

托微波而通辭。願誠素之先達兮，解玉佩以要之。嗟佳人之信修兮，羌習禮而明詩，抗瓊珶以和予兮，指潛淵而為期。執眷眷之欸實兮，懼斯靈之我欺。感交甫之棄言兮，悵猶豫而狐疑。收和顏而靜志兮，申禮防以自持。

於是洛靈感焉，徒倚彷徨。神光離合，乍陰乍陽。竦輕軀以鶴立，若將飛而未翔。踐椒涂之愈烈，步蘅薄而流芳。超長吟以永慕兮，聲哀歷而彌長。

爾乃眾靈雜遝，命儔嘯侶，或戲清流，或翔神渚，或採明珠，或拾翠羽。從南湘二妃，攜漢濱之游女。嘆匏瓜之無匹兮，詠牽牛之獨處。揚輕袿之綺靡兮，翳修袖以延佇。體迅飛鳧，飄忽若神。凌波微步，羅襪生塵。動無常則，若危若安。進止難期，若往若還。轉眄流精，光潤玉顏。含辭未吐，氣若幽蘭。華容婀娜，令我忘餐。

於是屏翳收風，川後靜波。馮夷鳴鼓。女媧清歌。騰文魚以警乘，鳴玉鸞以偕逝。六龍儼其齊首，載雲車之容裔。鯨鯢踊而夾轂，水禽翔而為衛。於是越北沚，過南崗，紆素領，回清揚，動朱唇以徐言，陳交接之大綱。恨人神之道殊兮，怨盛年之莫當。抗羅袂以掩涕兮，淚流襟之浪浪。悼良會之永絕兮，哀一逝而異鄉。無微情以效愛兮，獻江南之明璫。雖潛處於太陰，長寄心於君王。忽不悟其所舍，悵神宵而蔽光。

於是背下陵高，足往神留。遺情想像，顧望懷愁。冀靈體之復形，御輕舟而上溯。浮長川而忘返，思綿綿而增慕。夜耿耿而不寐，沾繁霜而至曙。命僕夫而就駕，吾將歸乎東路。攬騑轡以抗策，悵盤桓而不能去。

詩歌以典故和擬人的手法，講述了河洛圖中刻化的宇

宙，日月交替陰陽轉換原理，道家參考其理在人體小宇宙內進行氣功修行，如任督二脈相接，丹田融和……用意念調控內氣等。還用比喻的方法講述了「氣」在任督兩脈的流動交接過程。用意念將性光與命光相互勾引，水火二氣上下相交既濟，產生真精、真氣，混合於中宮，用神火烹煉，使氣周流於一身，氣滿神壯，結成大丹即昇華了的真氣。在煉氣過程中，由於腎中精氣上升，口中唾液增多，將其徐徐咽下，術語稱「金液還丹」，由此會增加體內的能量運化，而出現減輕食慾的現象，術語稱「辟穀」。

在太極拳、八卦掌、氣功等修煉過程中，由於氣的作用，會引發身體周圍植物的芳香氣息，這種自然的、特殊的香氣有醒腦安神之效。

作者以擬人的筆法還描述了氣功中的「河車搬運過程」，也稱小周天進入大周天煉氣還神階段，由於大周天用先天八卦圖原理，而先天八卦圖又是源於畫在馬背上的河圖，河圖又是女媧所創，因此詩中才有金馬駒、六龍車等比喻。大周天氣功修煉時會出現六根振動現象。還會有腎發熱反應，下丹田如火，耳後生風，兩眼吐金光，腦後有鵲鳴……記錄了大周天及小周天行氣過程。

此外，在《洛神賦》中也道出河洛圖的始末及道家氣功的煉精化氣、煉氣還神的感受，留下了一份寶貴的氣功治療疾病的資料。也說明河洛圖出世地點為今河南省洛陽，是伏羲的妻子女媧所作。

莊子（約前369～前286）云：「天地有大美而不言，四時有明法而不議，萬物有成理而不說。聖人者，原天地之美而達萬物之理，是故至人無為，大聖不作，關於天地

之謂也。」莊子用反語道出了修行的關鍵，也是聖人有為之處，即曉「大美」，明「大法」，懂「成理」，傳「天地」之大道。「不言」「不議」「不說」「不作」不是故弄玄虛而是讓人去悟道、修道、行道徹悟人生，生命之大道理，從而愛惜生命，珍惜時光，以仁愛憐憫之心對待萬物，當然為了維護道義與真理，又能割捨一切，義無反顧，不畏生死，視死如生，惟此才能達到永生永存與天地日月共存的精神境界。

第六節　河洛之數理與漢字趣談

漢字是由象形字發展而來的，每個字都是象形取意，「象」是對事物外形的大寫意，意則為哲理，是由河洛圖的數理運用，因此說漢字具有藝術、科學、哲學三位一體。「河出綠圖，洛出丹書」開闢了中國古代文明，「道」與「德」字是對河洛圖的歷史表現。

「道」字由「首」與「辶」構成，「首」為頭的象形字在上，代表馬頭表現「龍馬負圖出河圖」的歷史，「辶」表現「神龜負圖出洛書」之意，龜的寫意字為「辶」。「道」字由上下結構，先上後下，上九畫，下三畫，共十二畫，「九」為最高之陽數為天的代稱，含有大吉之意，三為三才，歸結為十二，十二代表無限廣大的宇宙，即地支十二輪之意。「首」在內，「辶」在外表現河圖為內旋洛圖為外轉的星空雲圖像。在道教的聖地常見到烏龜載石碑雕刻就是象徵洛出丹書，常用龜蛇相繞象徵一氣循環生四象的關係。蛇也稱小龍，是青龍的前身。由於龍在古代

被視為天子的象徵，用蛇代替龍可以避免不必要的麻煩。龜後來稱為神物，道教中有玄武神之說。

《道德經》曰：「有物混成，先天地生，寂兮寥兮，獨立而不改，周行而不止，可以為天下母，吾不知其名，字之曰道。」

「德」字由左三畫、右十二畫共十五畫構成，表現三才與地支十二律的關係，歸結為十五即「一氣」，含有天、地、人三才、四象、五行之意，因此「德」字表現順應天地大道行為。是對河洛圖之理的表現。

「智慧」的「智」為十二畫，「慧」十五畫，也是表現天地之道。「恩惠」的「恩」為十畫，為天干之陽上之德，「惠」十二畫，為地支之陰下之德。從「德」字的造字可知十五的內在含意，「德」是「道」的外在表現，地球之德在於負載萬物而有生機，它的周天運動產生了萬物，日月之星辰之光為天之德，經由氣的媒介傳到地球上，所以道教、佛教、儒教都強調要積德行善，也是一種對天道之美的追求。

「震」也為十五畫，上八畫，下七畫，含有天體周天運行的八卦規律和七星與二十八宿定向意義。七星指向青龍星群，為春天，以春雷震響為標記，一天開始為「清晨」，在八卦圖上位於東，表達天體運動原理。

「輪」字也是十五畫，所以說一輪太陽或一輪彎月都有周天輪迴之意。

因此河洛圖是古代自然科學與哲學的結晶，奠定了中國的天文學、氣功仙道、中醫學、武術、哲學文化基石。道家把宇宙結構與變化的原理精縮成〇、一、二、三、

75

四、五、六、七、八、九、十、十二、十五等符號，如
「五」發展成專用術語「五行」，「六」發展成「六合」
或六博，七代表北斗七星，八代表八個方位的周天變化。

「五行」最初是表達以北極五星為中心宇宙的運動原
理，稱「天軸」。「六合」是宇宙運動的規律，有六大起
點，地球運動產生的四季變化又以北斗七星為參照物，稱
「天心」，而地球的公轉與自轉古代稱之為周天運動，其
軌跡稱「八卦」。由此可知，這些符號與名詞中蘊藏著中
華祖先的偉大智慧。我們再由一些例子來進一步了解：

漢字「無」「極」均為 12 畫，借用天體的 12 律代表時
間與空間，「無極」共 24 畫，24 為地球環繞太陽一周的節
氣總數。人體由二十四脊椎骨支起軀體。因此「無極」既
代表天體大宇宙，又是人體小宇宙的代稱。

「太極」表現宇宙間陰陽變化之妙。無極是本體，太
極是本體的演變，有了宇宙才有星球出沒，有了人體才有
人生，無極為太極之母，太極是無極的展開，太極由無極
而生。

「太」字四畫四象之意，「太極」一詞共 16 畫，為先
天與後天八卦的代稱。故孔子說：「無極生太極。」可
見，無極、太極這些哲學名詞中蘊藏著智慧，一氣貫通，
一通百通。伏羲八卦圖、文王八卦圖創作，推敲最為嚴
密，氣功、武術、中醫都依靠它的理論。

包犧氏運用河圖之理創造八卦圖來治國，老子談無極
論宇宙形成演變之理，孔子談太極，運用八卦圖理解了河
洛圖，從而解開《周易》之謎，而周敦頤（1017～1073）由
五行哲學，理解了河洛圖而作太極圖，道家代表人物陳摶

太極 八卦之源與健身養生

（871～989）運用了河洛圖作無極圖傳授古代的修仙之術，自身也獲得高壽。

「有」字六畫構成，「有」為「無」（12畫）的一半，世界從無到有，「有」是人類對客觀世界的認識程度，認識具有局限性。六合是在五行基礎上人類對宇宙與生命認識範圍。人類未知的一面是存在著的，宇宙是無限偉大的，人對事物認識都是一知半解，因此人類必須理智，才能很好的改造自身世界而避免愚昧，故老子曰：「先天萬物生於有，有生於無。」

「好」字由「女」與「了」結合六畫構成，取意為六合陰陽平衡。觀天空七星之象，七星與古代生活密切相關，通過它的變化可知四季之變，航海漁業都離不開對七星的觀察。夜晚觀天可以看到北斗七星附近有條天河，古老的中國流傳著一個神話故事，牛郎（男子）與織女（女子）星隔河相望，每年七月七喜鵲搭橋相會，相會乃緣，兩情相遇有緣為好，進而發展成初次兩人見面的應答語。你好！中國自古以來都注重人與人的交往，「你好！」使用率最高。

「古」字即是由天干的「十」（甲）字與「口」（丁）字結合而成，天地之久之意。

「哲」字十畫，上下結構有天地之意，十畫暗示天干的內涵，因此哲學是研究宇宙生命、事物發展變化關係的學問。

「鼎」在古代為象徵天地的器物，象徵天空四極之博、大、虛、懷、空、曠、涵、容、含、度、量、穩、重。自黃帝時代出現青銅器，曹植《三鼎贊》：「鼎質之

精，古之神器，黃帝是鑄，以像太上，能輕能重，知凶識吉，世衰則隱，世和則出。」孔子《繫辭傳》解釋「鼎」的意義是用來「烹上帝」「烹聖人」，因此「鼎」字中的「目」，是表現聖人及開明的君王以天地之道德為鑒而治理國家，古代君王用來自律、自省的器物。

「盤」字十五畫，象形取意，十五為洛圖之理。上部的「舟殳」「盤古開天」的神話說明揭開宇宙秘密的河洛圖出世地點，有河流並且此時人類已經能夠利用舟槳渡河。

女媧的「媧」字也是十畫，記錄河圖之數，「媧」的發音母音用與天干「甲」「媽」字母音相通。「媽」字與「娘」字同意，也是紀念龍馬身上畫河圖的良女，女媧因此而名。

「黃」為五行中的五色之中央，「帝」與「地」同音，五行八卦圖的中央為戊己土，在古代出的星宿圖中，「帝」為宇宙中心北極五星中心最高的星，黃帝因此而名。

「字」六畫，上下結構，有天地陰陽六和之意，「宀」象徵宇宙，「子」為十二地支之首，漢字的「字」是天文地理的表現。

漢字是文字化了的圖像，是古代文明的高度結晶，蘊藏著人類高級智慧，代表著人類最高級的哲學、科學的技術。漢「字」中包涵象理即天象，數理即數術、形、象、聲，不同於其他任何語言，漢語的每個音都具有實際意義。漢字筆畫數在創作過程中，考慮由數理表現天地變化規律，因此筆畫當中包涵著古老的哲學。

漢字是由象、形、聲、意、數，五位一體精縮而成，象即漢字從象形字演變過程中保留的繪畫方法，是客觀世界的圖像精縮；形即在真、行、草、隸、篆書體中筆順規則所獨有的運筆方法；聲即發音中自然而然出現的陰陽頓挫性或稱音樂感；意即漢字結構中體現的自然常識；數即漢字的筆畫數的內涵，它是在從象形字提煉過程中，沿用河洛圖之數暗示宇宙變化之理，微妙之極。漢字蘊藏著前人的高級智慧，是富有哲學性的文字。

第七節　河洛圖傳入日本之謎

　　日本兒童在 7 歲、5 歲、3 歲時要去神社拜神。每年的一月十五、十一月十五熱鬧非凡，兒童在家長的帶領下穿上傳統的和服，這是大和民族一個傳統而吉祥的日子，然而，有多少人能知道它的歷史由來呢？其實，這與中國文化密切相關。

　　古代稱日本為倭國，在遙遠的古代，倭國的人們崇拜太陽神，以龜為吉祥物，還流行著去神社參加祭祀活動的風俗，這裡邊記述著一個蒼老而不衰的古代歷史，連接著的是銅鏡之謎。

　　秦始皇（前 246～209）由於沒有得到道家的內丹功修行之法，而對道家的成仙得道之術窮追不捨，幾經失敗後，派徐福帶 500 人左右的隊伍，東渡採藥。懾於秦的暴政，徐福去而不歸，結果在倭國傳播了中原的文化，如民俗中的神社祭祀等，自然還帶去了航海技術、稻種等，以及春秋戰國時期以太陽中心學說的曆法。二十四節氣在日

本得到應用，從此改變了日本史前的農業生產與生活。
《史記》中記載徐福耗金巨萬，終無所獲，並說東方倭國
幅員廣澤，徐福還成為一地之王去而不歸。

　　《後漢書·列傳七十五·十八》則記載了從倭國來魏國
朝見的史實：「謹便共殺之，建武中元二年（57年），倭
奴國奉貢朝賀，使人自稱大夫倭國之極南界也（今日本九
州地區），光武賜以印綬，安帝永初元年（107年）倭國王
帥升等獻生口百六十人願請見桓靈間倭國。」

　　《魏志倭人傳》中記載，景初三年（公元239年）邪馬
臺國（今日本的九州地區）女王卑彌呼初到中國古代的魏
國朝貢時，皇帝賜予她「親魏倭王」和「百枚銅鏡」。

　　倭國當時相當落後，無文字，徐福渡海時漢字才開始
流入到倭國上層社會中去，因此，魏國與倭國的交流過程
中才能有語言溝通，倭國外交使節自稱的「大夫」一詞則
是這樣輸入到的，但是侷限於極少數人，並非廣泛流通。

　　倭國到了大約8世紀才開始有正式的文字記錄，應當
歸功於佛教的傳播，主要借用漢字書寫經文，後來在此基
礎上又發展了假名，即漢字的草寫，在使用漢字時出現一
些錯寫或簡寫，結果發展到約定俗成，延續至今，造成現
代很多日語中漢字與漢語中的字相同而意義相反的事情。
如：「娘子」簡寫成「娘」，「德」寫成「德」，「太
和」寫成「大和」等等。

　　徐福採藥把文字、航海與造船技術帶到日本，才有
「倭國之極南界」的「大夫」「倭國王帥升」與倭國女王
卑彌呼等能夠渡過激流險灘眾多的日本海峽與東中國海。
可以看出秦漢時期，中國與日本史前的民間與官方交往之

太極 八卦之源與健身養生

密切。

「倭國王帥升等獻生口百六十人」進見魏王之後的
160～180 年間發生了「倭國大亂」（《三國志》與《後漢
書》均有記載），經過幾十年的戰亂，卑彌呼被擁立為全
倭之王。這位日本史前的傑出人物在國勢穩定之後，出於
社會發展的需要，為了學習更多的知識，包括長壽之道，
在 239 年到魏國進貢，作為國家的最高禮遇，魏國國王賜予
她「百枚銅鏡」與「親魏倭王印」。

卑彌呼之所以到魏國，說明對中原的社會、文化背景
有深刻的了解，因為此時魏國文化·經濟·政治·教育、
宗教等由於魏明帝對刪節漢律，又置律博士解釋律令，改
革漢制使國家出現百業興旺的局面。

三國時期氣功很興盛，就連皇帝也極為重視，曹操將
一些高道請到皇宮學習養生方法。曹植（192～232）在《辨
道論》中是這樣描述的：「神仙之書，道家之言……世有
方士，吾王悉所招致，甘陵有甘始，廬江有左慈，陽城有
郗儉。悉號百歲，始能行氣導引，慈曉房中之術，儉善辟
穀。所以集之魏國者，誠恐此人徒，接奸詭以欺眾，行妖
惡以惑民，故聚而禁之也。」

曹操為了治國也是為了長壽，也修煉道家氣功，並且
達到相當於「辟穀」的水平。曹植在《釋疑論》中這樣記
述：「初謂道術，直呼愚民詐偽空言定矣！及見吾皇試閉
左慈令斷穀，近一月，而顏色不減，氣力自若。常云可 50
年不食。正爾，復何疑債哉！」「乃知天下事不可盡知，
而以臆斷之，不可任也。但恨不能絕聲色，專習以長生之
道。」

七、五、三為洛圖之數，魏明帝時期的年號數，這個交往時期七、五、三內涵的秘密以及大量的銅鏡傳到倭國，古代日本崇拜的天照大神指銅鏡而言。今天日本神社中的七、五、三就是為了紀念這一歷史而保存下來。

　　但是，160～180年間發生的「倭國大亂」以及歷史的變遷則使這段歷史被埋沒，所以天照大神、銅鏡，七、五、三祭祀活動都成了日本史的謎團。

　　有趣的是，在古代史中出現漢日互譯問題，《史記》《漢書》以及《魏志》中的倭國國王等人名則是根據倭國的語音用漢字表現的外來語，「帥生」「卑彌呼」「邪馬臺」都是倭國語言的讀音，近似於現代日語的「末野」「姬子」「大和」的讀音。相反倭國「卑彌呼」來魏國時借用了漢字。「天照大神」與「大和」則既保存了漢字的原有意義，又保存了倭國原來的讀音。「太」與「大」為古代漢字通用字，借用魏國的「太和」年號而稱倭國為大和民族。

　　道教祭祀的前身神社傳到日本並被保留下來，至今日本沒有道教，但是，道教中秘寶銅鏡、五行八卦天文圖卻不斷的在日本古墓中發現，說明至少在2200年前中國的道家文化精華就傳入日本，公元200年後道教則是日本神道的起源，神社以及七、五、三的節日活動，遠在佛教傳入日本之前存在，所以日本佛教沒有這個節日，儘管戰亂歷史因素難以確認，銅鏡發現告訴我們這是事實。

太極 八卦之源與健身養生

第三章　文　明　之　源

　　在那久遠的上古時期，中華祖先的一些聖賢們以古樸、順應自然、超凡的意識直接進入宇宙的核心領域，在6000年前揭開了宇宙與生命的秘密，隨後創立了五行學說、氣功學、經絡學說。道家把生命與宇宙連同一體，以「道法自然」為理論依據進行實踐，結果出現了長壽現象，被稱之為「仙」「神」。道家是原始自然生命科學的繼承發揚者。

　　道家提出「以道蒞天下，其鬼不神」，還提出「天地不仁，以萬物為芻狗」。他們非但不求天地施恩，而且還能夠「竊天地之機役使萬物」，何等非凡？中國的仙道思想是人類最早的哲學思想之一，是人類對宇宙、生命科學認識的結晶。道家哲學思想是建立在陰陽五行基礎上，把人類能看到的世界和未能看到的世界變化都歸結其中。

　　「五行」包括雙重含意，一種是從微觀與宏觀角度闡述宇宙的基本物質構成，以及物質之間的相互關係，即陰陽之象理；一種從變化的角度闡述宇宙運動的道理，即數理，故五行哲學能夠解釋宏觀與微觀世界宇宙萬物變化之理。它的原理通過河洛圖的象理與數理表現出來，河洛圖

構成一幅宇宙全息圖像，有空間、有方向、有運動、有變化、有數、有量、有道理。

河洛圖的中心圖像稱為無極圖，由一個中心與四個基本點構成，由中心向外擴展，巧妙地運用●○表現了五行陰陽變化原理，中心的○為無極，周圍●○的變化稱為太極。河圖中無極之數為○、五，其數依次遞增，太極變化之數為一、二、三、四，六、七、八、九、十，其和共五十，○與五為中心不變，故稱大衍之數五十。錢幣與銅鏡與盤中的「大泉五十」，即由此而來。

道家認為宇宙間一切事物都遵循五行律，大到天體星球運動軌跡，小到肉眼看不到的物質，都可以用五行圖表現它們內在的變化規律或程序。天體五行是中心與周圍四象的相互關係，上古時期觀測宇宙時，以北極五星中心為原點，然後確立四象。天體在經歷數千年的變化後，現在以天地星為中心，但是不管中心如何變化，這種設立中心的方法沒有改變。

現代物理學證明原子核與核外電子的運動規律也是遵行五行律，太陽系十大星球運動，也是以太陽為中心，九大星球圍繞太陽做周天運動。在新石器時代的彩陶與銅鏡中，都有周天運動圖像。

在河圖中有三個中心，其數為○、五、十，古人運用其理，將銀河系由近及遠歸納為三個中心與圓周關係，稱為周天運動，即三盤（即舊稱三界範疇），三盤與天干地支理論蘊藏著深奧的古代天文學知識，三盤中心與四象的內涵是不盡相同，卻又相互聯繫。古代的星宿天文圖中，都不畫太陽，而代之以周天軌道，即三個同心圓。日落星

出才能觀察天象，以夜色為背景，觀象於天，星星不會與太陽同時出現，所以這種畫法非常精確合理。

太虛之中星球的運動體現了天干地支的內涵，它使宇宙的共性，即五行的循環往復性展現出來，即古籍中所謂周天之涵義。

一、小周天——地球的自轉軌跡

從太陽光投影中可以清晰地看出一天之內光線變化，古人根據光線的變化，將一日劃分成十二個時辰（即地支）。小周天是以地面上的任意以一點為中心，十二個時辰內東、南、西、北方位上留下投影，這也是順時針計時方法的根源。

二、大周天——太陽系的宇宙圖

地球繞太陽公轉為大周天，公轉即九大行星球以太陽為中心旋轉的過程。古人根據氣的變化將一年劃分成二十四節氣。

三、渾天圖——太空星象圖（銀河系）

河洛圖的發明遠遠超出了最初的星宿意義，其陰陽變化的象理與循環遞增的數理，揭示了宇宙的共性。古人根據其理發明了五形八卦圖，八卦圖是對宇宙的精縮，它直觀地解釋宇宙中的日月星辰、節氣變化規律。

河圖口訣中東、南、西、北、中是世界上最早的正方位標記，洛圖在河圖的基礎上增加了四個斜方位，構成四正四隅，稱為八卦方位圖，洛圖的口訣以立體的人物出

現，用人體小宇宙象徵天體大宇宙。古人運用其象理與數理，發現了太陽系的結構與運動規律，發現地球與其他八大行星圍繞太陽運轉。在河圖與洛圖中的中心數字是不變的，從周圍數之變化次序中發現，地球自轉與公轉的轉動方向，這一轉向與太陽光的移動計時正相反，因此，古人發明了直觀的先天八卦圖與後天八卦圖，以及太極圖解釋其道理。

八卦圖的震位有變化、發生之意，變化即日、月、年的變化規律。為此，在八卦圖中，設立宇宙三個始點在震位上：一日之始為東；一年之始為立春；古人把星空作以規劃成四種動物，以代表二十八宿，星空之始為青龍。以北極星為中心，東方青龍、南方朱雀、西方白虎、北方玄武星群為四象的二十八星宿，渾天圖就完成了，宇宙的運動規律就一目了然。

下面，我們就進一步來揭示古人對於天道研究的成果。

第一節　太極陽陰說

天體運動產生陰陽兩氣，兩氣本為一氣之變化，氣的變化循環往復、陰陽交替、平衡發展過程稱為「天理」，古人用●與○或「━ ━」與「━━」或陰陽魚體現出來，五行之理在無極圖、太極圖、八卦圖中得到更加明確的解釋，這些哲學圖像以不同的方法表現天體運動規律。遠古時期以圖像論天理的方法，使圖像精密完美，使其道理得以傳承，因而這些圖像又成為跨越數千年歷史的哲學信息

太極 八卦之源與健身養生

符號，記錄了上古時期的文化思想，透過它就可以探索到中國哲學的起源與傳播範圍。

　　河洛圖中的數理與象理，八卦圖中的陰陽互變之理，陰陽魚太極圖的轉化之理是對五行的囊括與精縮，特別是太極圖使氣的變化規律直觀化、形象化、概括化，而五行變化的確切含意以及源流、原理及變化形成過程與太極圖休戚相關，故必須搞清太極圖的歷史原貌。

　　地球上的生命離不開大氣陰陽變化，大氣也離不開宇宙，大氣把人類與宇宙連接到一起，大氣把宇宙地球，生命連接在一起。從下面圖案可以看出太極圖與河洛圖一樣有 6000 年以上的歷史。

　　彩陶中的陰陽魚太極圖：在半坡遺址中出土的人面魚紋盆（圖 C1a、b、c）。

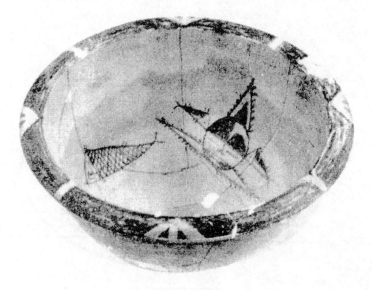

圖 C1(a)

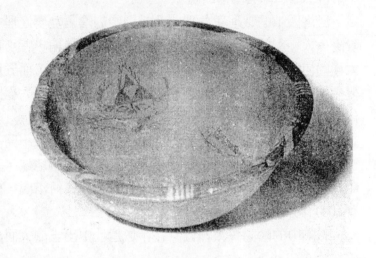

圖 C1(b)

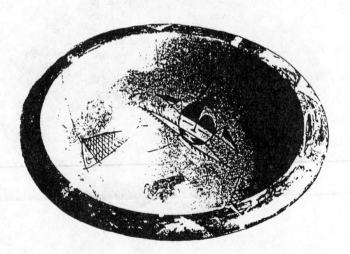

圖 C1(c) 半坡遺址出土的人面魚紋盆

太極 八卦之源與健身養生

新時器時代的陰陽魚圖（圖C2）。

新時器時代龍山文化遺存的彩繪古太極圖（圖C3）。

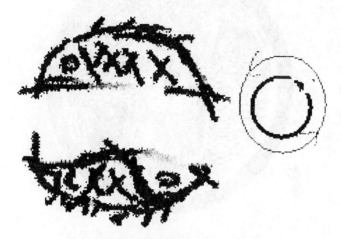

圖 C2　新時器時代的陰陽魚圖

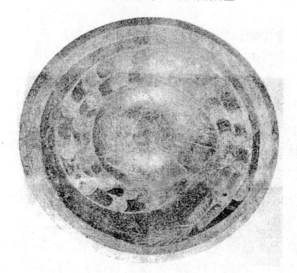

圖 C3　龍山文化遺存的彩繪古太極圖

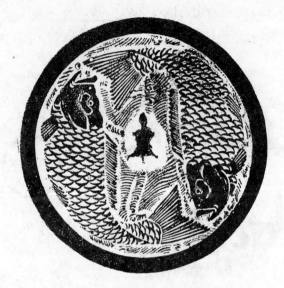

圖 C4　金代銅鏡中的神龜與陰陽魚

金代銅鏡中的神龜與陰陽魚（圖 C4）。

在半坡出土彩陶中（約 3500～6000 年前）描繪的地球小周天與大周天運動規律即地球的自轉與公轉原理。C1 中的 a、b 兩圖為一理兩述，從節氣變化和地球，以橫豎兩個軸心方向運動兩方面表現地球的大小周天運動規律。

(1) 圓盆外周的圖文象徵天體宇宙銀河系整體運動趨勢，即以北極星為中心按東北、東、東南、南、西南、西、西北、北的八卦方位排列的二十八星宿運動趨勢〔圖 C1 (a) 附圖 1〕。

(2) 地球懸浮在太空之中的運動趨勢，人像象徵地球上的生命變化。同時用舟形象徵空氣浮力托起地球之意〔圖 C1 (a) 附圖 2〕。

太極 八卦之源與健身養生

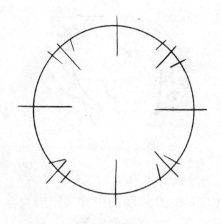

圖 C1(a)附圖 1

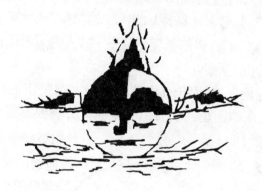

圖 C1(a)附圖 2

　⑶兩條大的陰陽魚表示地球的大周天運動產生二十四節氣的陰陽變化。兩條小的陰陽魚表示地球的小周天運動產生晝夜之變，人像頭部為地球自轉光線變化〔圖 C1 (a) 附圖 3〕。

　⑷二十四節氣即中國遠古時代的日心學說，地球圍繞

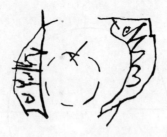

圖 C1(a)附圖 3

太陽運動產生的節氣變化規律，一周畫分360°，每15°為一個節氣。在4500～6000年前的甲骨文中用⊙表示，後來甲骨文向漢字過渡後，象其形取其意發展成「日」字。漢字把天體之氣的運動規律精縮稱為「乾」，「乾」字中的「日」即為此意。《易經》的{乾}文講述了天地氣象變化之道。由於圖C1 (a)以節氣變化為主，故人的頭面是正的。

圖C1 (b) 圖說明：

(1) 外圓為大宇宙的八卦方位即太空宇宙的中心（無極）與周圍的四正四隅方位（太極）的周天運動趨勢〔圖C1 (b)附圖1〕。

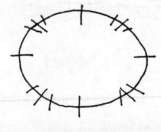

圖 C1(b)附圖 1

(2) 地球懸浮在太空之中。此圖表明地球的公轉與自轉，地軸運動方向有與垂直方向略有傾斜度〔圖C1 (b) 附圖

太極 八卦之源與健身養生

2〕。

(3)地球的表平面是處於橫軸與豎軸的雙重軸向運動之中，因而保持了平衡運動，使地球在小周天運動過程中，而地球上的一個點始終處於平衡、靜止狀態，故有「天圓地方」之說〔圖 C1 (b)附圖 3〕。

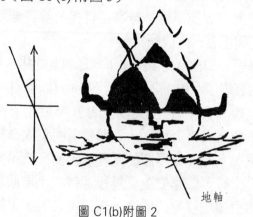

地軸

圖 C1(b)附圖 2

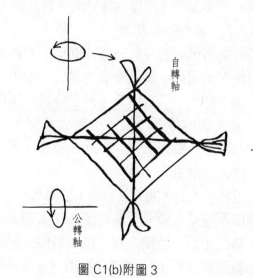

自轉軸

公轉軸

圖 C1(b)附圖 3

第三章 文明之源

從該圖可以看出，地軸畫法非常科學，豎軸可看出風葉運動象徵地球自轉，橫軸則看不到風葉的運動，因此橫軸象徵公轉平衡軸。漢字象形取意，把地球的運動及性質歸結為「坤」，「坤」字中的「申」象徵地球的自轉與公轉軸心的雙向運動趨勢，由此意而得。圖 C1 (b) 的人頭面為傾斜，說明古人認識到地球在自轉與公轉運動過程中，縱軸的軸心與垂直方向成傾斜角。

《易經》的{坤}文中講述了地球運動之道。圖 C1 (a)(b) 兩圖分別體現了「乾」「坤」兩字的內涵。

太極圖（圖 C5）代表古樸的哲學，孔子《繫辭傳》曰：「法象莫大乎天地」，「懸象著明莫大乎日月」，直言河洛圖、八卦、太極圖的原理，因此，陰陽魚太極圖則是將日月交替、四季變化、星移斗轉的宇宙原理括其中，由陰陽轉換循環往復的圖像，表達古人對宇宙陰陽變化關係的認識。美國太空望遠鏡拍攝到的星系圖像（圖 C6）也說明了古人對宇宙的高度認識。

最初的陰陽魚圖並沒有外邊的圓周，彩陶為圓象徵宇宙，陰陽魚在其運動，造紙術發明之後，繪畫有了發展，有人把陶器外圓也一同畫下來，於是陰陽魚圖像更加直觀形象地得到人們的推崇，依此解釋大氣變化，左代表白晝，白中有黑，魚眼為太陽；右代表夜晚，黑中有白，魚眼代表月球，而中間的 ∫ 曲線代表一氣，這樣就形成日月之間一氣相連，天地之間一氣相通，陰陽為一。

太極圖原理是氣象變化原理圖，從太極圖可看出，陰能生陽，陽能生陰，陰陽互根，陰制於陽，陽制於陰。相生使事物發展和成長，相剋使事物趨向平衡、協調，為發

太極圖

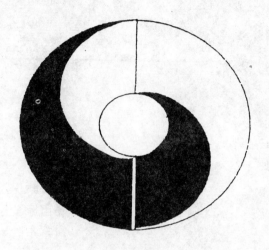

之本體也
間一圈乃太極
即太極也非中
氣機未嘗息也
陰陰極生陽其
二路者陽極生
者陰儀也黑白
白者陽儀也黑

美圓歌	我有一丸	黑白相和	雖具兩分	還是一箇	大之莫載	小之莫破	無始無終	無右無左

圖 C5

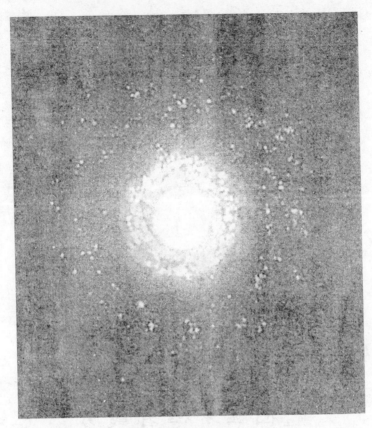

圖 C6

陰陽歸類表

陽	實	天	日	晝	火	熱	男	雄	上	左	動	進	開	外	亮	升	剛
陰	虛	地	月	夜	水	寒	女	雌	下	右	靜	退	合	內	暗	降	柔
陽	春夏	上身	背上	六腑	氣	呼氣	亢奮	活動	熱症	實症	吐						
陰	秋冬	下身	腹下	五臟	血	吸氣	抑制	靜止	寒症	虛症	吞						

太極 八卦之源與健身養生

展提供保證，避免偏盛偏衰極端不平衡發生。

　　古人根據五行的特徵而對五行加以歸類（參見陰陽歸類表），分為陰陽，用陰陽代替五行，代表宇宙萬物。以靜心明志。心靜者養氣修性，以立身於世。沉著冷靜，處變不驚。凡事以心察之，水來土掩，兵來將擋，迎刃而解，知難而進，尋找良策，世上之事莫過於此。陰陽之變在古代用八卦陰陽表示，由——--的排列組合成，六十四變、三百八十四……細變，但總體可以歸結為以下特性。

1. 陰陽的相互依存性

　　陰陽是一個事物的兩方面，陰中有陽，陽中有陰。這是陰陽相互依存性的特點。動物吃食物是為了生存，但是如果沒有排泄的過程，就發生不平衡，一定會出問題。

　　學習知識的過程是積累、運用、發揮，只學不用或只用不學就產生不平衡，必然出現問題。軍事上的攻與防，醫學中的補與泄，中國養生中的練與養的關係等都是陰陽相互依存的作用。社會生活中的文化、教育、商業活動等都是由陰陽兩個方面構成的。教育中的教與學、經濟生活中商品生產與流通、買與賣，軍事上的帥與兵之間的關係如此，帥無兵則不成帥，兵無帥則不成師，輕視任何一面都是錯誤的。

2. 陰陽的互動性

　　宇宙間一切事物都在變化，不變都是暫時性。變化是絕對的。樹木倚賴土地生長，落葉歸根又為土地增加了肥力。樹木的死亡與落葉發酵肥沃了土地，土地又能夠重新

培育樹木。

社會形態中的變化也是如此，你、我、他之間在一定的條件下成為朋友或敵人。條件變化各種關係都可以改變，沒有絕對的敵人與絕對的朋友。因此古人云，化干戈為玉帛，神武不殺。不戰而屈人之兵為上上策。政治上沒有絕對的獨立、對立，也沒有絕對的統一與融和。

東方與西方由於歷史形成不同，而產生不同的文化、制度，不同的風俗習慣，這些習慣沒有絕對對立的東西，也沒有完全融和的必要。

3. 陰陽的同一性

陰陽是從一分成的二，還可以分成三四五六七八九十，沒有高低之分，像水、雲、霧、海洋、冰川，都是水一樣。空氣中的雲降雨變成水，水的流動變成河流，江河流入大海，海洋裡的水經過太陽的蒸發進入高空變成雲霧，雲變雨普灑大地，大地把水承載。

鐵打製成矛和盾，矛可刺盾，盾可禦矛，盾與矛本是同種東西，以不同的像出現。故不能因為有了矛而否定盾，也不能有了盾而否定矛。

山的南面為陽、北面為陰，缺少哪一面都不能稱為山。東方西方都是人類，古代與現代的各種思想是人類的不同階段的反映，不存在絕對的優或絕對的劣。各種文化也不存在絕對的好與絕對的壞，應當善於借鑒學習別人的東西。僵化的思想、封閉的社會，最終都會在歷史的大潮中被淘汰。

4. 陰陽的可逆性

古人云：失敗乃成功之母，勝不驕、敗不餒。事物變化運動發展的本質，有形與無形之間的相互轉化不是肉眼所見的表象，黑暗中有光明，光明中有黑暗。善泳者溺水，善渡者翻船。水可載舟，也可覆舟，說明了虛實變化的道理。

5. 陰陽的平衡性

平衡是一切事物發展的根本原因。平衡是一切事物發展變化的動力，失去平衡就失去了事物存在條件。陰陽變化是複雜的，能夠認清事物虛實變化的本質才能爭取主動。

陰陽兩個方面相互依存，陽中有陰，陰中有陽。動中有靜，靜中有動。平衡是指在變化著的事物中達到的最佳狀態，這就要在處理事情時既要統觀全局，從整體著眼，又要在細微之處見精神。平衡不是表面上的靜止不動，也不是僵直不變，而是在運動之中尋求高度的統一。

傳統中醫學即以陰陽平衡原理發展起來的，建立整體的陰陽平衡，是中醫學治療疾病理論的根據。

6. 陰陽的時空性

同一個目標在東邊看，它就位於西邊，在西邊看，它就位於東邊。虛實變化因時而異，因地而異，因人而異。

兒童時期的服裝尺寸與成人時期的尺寸截然不同，植物的生長受到環境、土壤等因素影響要發生變異。南方生

香蕉，北方出玉米、大豆，這就要求能夠因地制宜、靈活應變，大膽謹慎而不墨守成規。對待變化不能坐等，善於抓住時機，利用條件和創造有利條件，適應變化。

　　河洛圖問世時代，宇宙中心為北極五星，經歷數千年的運轉，現在天極位置已經發生變化，宇宙的中心由天地星來充當。

　　八卦圖為四正、四隅八個符號，在先天八卦圖中，它代表方位東南西北中，表現一日之內的陽光變化，由日影可知地球自轉的十二個時辰，在後天八卦圖中它代表四季變化，由月球的來往可知一年十二個月地球公轉的周期。透過北斗七星的變化可知季節交替變更。

　　五行之理是遠古時代人類對宇宙的研究結晶，河洛圖的奇偶數代表陰陽，它很可能是更加久遠時代中出現的陰陽學術思想的延伸。從有關陰陽魚出土文物來看，可能在6000年以前或一萬年前、或數萬年前、數十萬年以前，中華的祖先就有陰陽學說。僅目前所公開的新石器時代遺址約有7000多年，其中的甲骨文記錄了古代哲學、天文學的成就，在未來的考古發現中將會找到更多的痕跡。

第二節　四　象

　　物質由「氣」的最小微粒結合而成，論其小，小到無形無像不可見，比現代物理學中的原子核內的東西還小無數倍，即使借助現代超精密的顯微鏡也看不到。小到常人用肉眼無法分別，古人用天眼或天目可以看到。「氣」又漫布於萬物之中，日月星辰、江河湖泊之中無處不在，無

太極　八卦之源與健身養生

時不有，儘管肉眼見不到「氣」，但是可以看到「氣」的形與像，從而可以感覺和確認到它的存在。

像是人類肉眼見到的物質外形，人類用繪畫、語言、音樂等各種直接與間接的方式把「氣象」表現出來。這就是說「氣」的象很大，大到被氣之象包容之下而不知，人們置於太虛宇宙之氣中，對氣卻又很陌生，太空之「氣」對人的影響雖大，但為人類忽視。然而，早在 6000～10000年前，我們的先祖就已經開始研究氣，氣候變化，天象變化都可以用四表現，其運動範圍和規律概括為四極，四極之中的變化稱為四象。他們用四象，四季、四時把氣的運動、存在具體化、形象化。

四象是四種形象的簡稱，是在河洛圖數理與象理基礎上產生的宇宙認識方法。見圖 C7 a、b、c（漢代銅鏡）。狹義的四象即渾天二十八宿星之象，四季的氣象、早午晝夜四時變化的天象。這樣，宇宙一日、一月、一年的節氣變化就躍然紙上。

甲骨文中的四象（圖 C8）與秦漢（公元前 221～206）時期的四象既有共同之處，也有不同之處。共同之處在於都用青龍、白虎、朱雀、玄武。不同之處在於白虎與朱雀的位置。甲骨文的四象為氣象變化為時間的象，道家的四象是星宿為空間的象，內涵哲理。

公元前 20 世紀的甲骨文中用四象與四季、四時三位一體體現宇宙立體空間的運動與結構。四時的東、西、南、北與四季的春、夏、秋、冬氣候以及星象青龍、白虎、朱雀、玄武四象互應成為絕妙的宇宙精縮圖（註：在甲骨文中用鳳代替朱雀）。

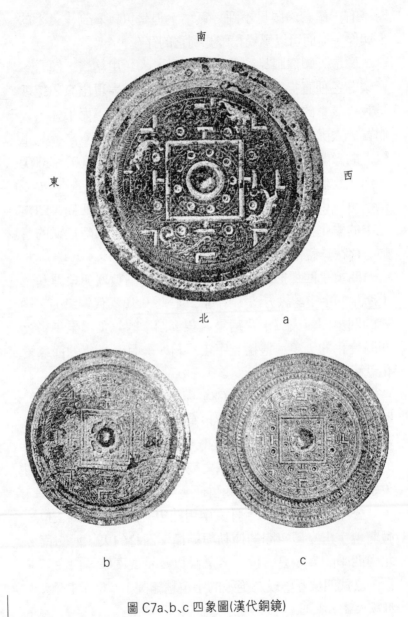

南

東　　　　　　西

北　　　　　　a

b　　　　　　c

圖 C7a、b、c 四象圖(漢代銅鏡)

太極 八卦之源與健身養生

四象標記	青龍	朱雀	白虎	玄武
四正方位	東	南	西	北
河圖之數	三八	二七	四九	一六
四季	春	夏	秋	冬
四時	早	午	晚	夜
喻人體臟	肝	心	肺	腎

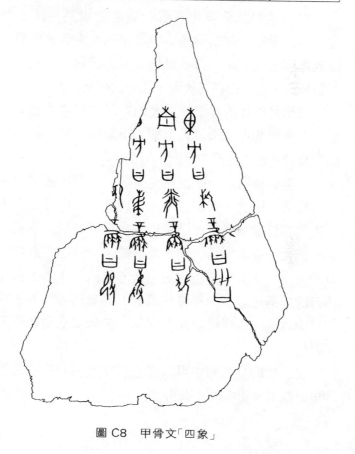

圖 C8　甲骨文「四象」

由於文學表現的直觀性，甲骨文中將四象的白虎放到南方，朱雀放到西方。從光線變化角度描述太空宇宙，太陽從東方升起到西方落下，大氣因光線變化而呈現不同圖像；早晨東方天空霧氣沉沉，雲層為青色如龍潛海；中午太陽轉到南方，天空的白雲，生氣騰騰如虎添翼，飄蕩在萬里高空；傍晚夕陽西下，天空五彩繽紛如鳳凰飛舞；夜晚太陽轉到北方天空一片漆黑，氣色如龜背。

　　文學是對氣象變化直觀的描寫故東為青龍、南為白虎、西為鳳凰、北為神龜。甲骨文的東南西北象形字中，還表達出古代一年的自然變化，東方曰和為春天，南方曰炎為夏天，西方曰爽為秋天，北方曰朔為冬天。

　　哲學是理性的昇華，道家的陰陽哲學中強調，陰陽平衡。這種思想在藝術表現上則力求動態平衡，動中有靜，靜中有動，追求整體的平衡、對稱。

　　由全局和諧統一而實現完美無缺，是中國古代文化的一大特徵，因此，天文圖中以左青龍、右白虎、上朱雀、下玄武四種動物表現天體宇宙星象排列，以北極五星為中心，把天空按東、西、南、北分成二十八宿，蒼龍代表東方的星宿（木），朱雀代表南方的星宿（火），白虎代表西方的星宿（金），靈龜代表北方的星宿（水）。銅鏡等圖紋中青龍、白虎體現左右對稱，朱雀、玄武體現天地上下對稱。

　　從古代的星宿圖中可以看出四象是對星宿的擬物化，四象記錄了中國古天文學的發展。

第三節　五行

　　中國古代哲學中，以太極圖體現宇宙運動原理，以八卦圖研究其變化規律，以河洛圖闡述宇宙總體結構以及變化的基本法則。從太極圖的陰陽變化原理可知，世界上沒有永遠不變的東西，變是絕對的，不變是相對的。不論是天體宇宙，還是自然界，人類都在變，只是變的空間、時間、區域程度不同，但是，「萬變不離其宗」，何為「宗」？「宗」即規律。

　　從八卦圖可知宇宙變化的奧妙並非不可捉摸，人類不但可以認識掌握規律，而且還可以利用規律。

一、五行源流與原理

　　為何叫五行？「五行」原指天體東南西北方向的星象、圍繞軸心的運動變化形態，星宿的四象在變化，中心也在變化，因此稱「五行」。

　　「行」即是「動」，天動曰「行」。「行」與「動」又不同，「行」是宇宙整體變化之象，「動」是局部之象。河圖表現天體結構的東、南、西、北四象和中心，洛圖表現的天體運動八方與中心的變化，兩圖合一構成宇宙的縮影。河洛圖由●與○即構成奇偶之數，●與○又代表陰陽變化。河圖、洛圖共同之處是中心有五個不變的「○」構成，這五個「○」又代表了宇宙的核心物質，即金、木、水、火、土，統稱為五氣或合稱一氣或元氣。

　　古人經過「晝觀日、夜觀星、陰晦觀指南」，認識到

天體處於不停的循環往復運動狀態，地球是天體的成員，也同樣做周天運動。天、地、人之間以「氣」相通，以氣產生連動，天體大宇宙運動的結果使人體小宇宙產生「共振」現象，共振使人體之氣運動而推動血液，產生循環往復流動現象，促使生命新陳代謝。

循環往復，周而復始是天、地、人之間共同的現象和規律，周天運動如轉動的圓盤一樣，都有一個圓心來維持，這樣就必然出現以誰為中心的定位問題。中心相對恆久不變，在上古時期的人類，要在茫茫的宇宙中尋找和確立宇宙及星球運動的中心絕非簡單的事。

中國 6000 多年前出現的河圖中的數據排列表現出上、中、下三個不同宇宙空間，即三界，古代天文學中稱其為三盤。三盤的中心為何物又是天文學的關鍵。雖然三盤的圓周大小不同卻「同心協力」。由於河洛圖的中心古稱「無極」，因而三盤的中心也都稱「無極」。

1.下盤以地球為中心定位，地球自轉（小周天）。太陽光移動（日影）十二個時辰在東南西北的變化軌跡，在古代天文圖中稱為赤道。「赤」即日光，太陽的代稱。

2.中盤以太陽為中心定位，地球公轉（大周天）。古人透過北斗七星（天心）與四象位置變化以確定二十四節氣，地球為土，其周天運動軌跡稱黃道，「黃」即土，地球的代稱。在不見月光的陰晦之日，是觀察太空金、木、水、火、土等八大行星變化的好時刻，此時星光最明亮，木星也稱為歲星，最為明亮，容易觀察，春秋時期採用歲星紀年法。故古代天文圖中太陽與地球都排除在外，而代之以赤道和黃道的周天軌跡。

3.上盤以北極星（天根）為中心，宇宙整體運動之象（渾天），河洛圖中按東南西北中五個方位劃分星宿，周圍星宿的排列為四象，四象定八卦即成。八卦最初代表天體的八個方位。整個宇宙以北極星為中心定位，由八卦圖可知周天往復的循環規律，古人由此而掌握了宇宙的運動規律。

三個中心的確立使古人解開了宇宙的奧秘，使天象研究產生極大的突破，經過觀測天象而產生曆法。農業生產與生活的需要對曆法研究也不斷精確，於是天、地、人之間的關係研究也得到重視，這樣在四象的基礎上又產生了五行學說，以解釋宇宙的形成與變化關係。

日本天體觀察愛好者於 1997 年 10 月拍攝到的以北極星為中心的天體圖（圖 C9）也印證了中國古代的五行學說。

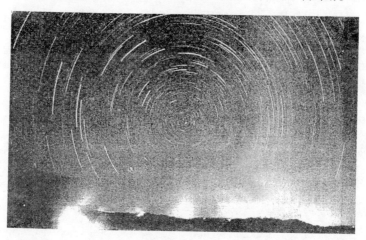

圖 C9

五行由五星轉化而得，褚少孫補《史記·曆書》曰：「蓋黃帝考定星曆，建立五行起消息。」《春秋文耀鈎》

曰：「太威宮有五帝坐星，青帝曰靈威仰，赤帝曰赤熛怒，黃帝曰含樞，白帝曰白招拒，黑帝曰汁光紀」（＊註：青帝即蒼龍，赤帝即朱雀，黃帝即北極星，也稱天樞，白帝即白虎，黑帝即玄武，也說明五行為天體變化）。

　　宇宙的中心（天根）北極五星，在古代並沒有像四象那樣得到神化，因為四種動物圖像為表現星宿精縮而將天體擬物化，它出現的時代應當在伏羲與黃帝（約5600年）之間。以後，為了記錄黃帝以道德統一了天下的功績，而出現青、赤、白、黑、黃五色區分天體。黃色受到特別崇拜是與黃帝出現有關。春秋時期孫子所著《孫子兵法》〈黃帝伐赤帝〉中曰：

　　黃帝南伐赤帝，至於□□，戰於反山之原，右陰，順術，倍沖，大滅有之，□年休民，□穀，赦罪。

　　東伐青帝，至於襄平，戰於平□，右陰，順術，倍沖，大滅有之，□年休民，□穀，赦罪。

　　北伐黑帝，至於武隧，戰於□□，右陰，順術，倍沖，大滅有之。□年休民，□穀，赦罪。

　　西伐白帝，至於武剛，戰於□□，右陰，順術，倍沖，大滅有之。已勝四帝，大有天下。暴者……以利天下，天下四面歸之。湯之伐桀也，至於□□，戰於薄田，右陰，順術，倍沖，大滅有之。武王之伐紂，至於戚遂，戰牧之野，右陰，順術，倍沖，大滅有之。<u>一帝二王皆得天之道、□之□、民之請□故……</u>」

　　這裡的「右陰，順術，倍沖」「天之道」即是古太極圖、八卦圖的內涵，「順術」即天體運動順時針轉動之意，以道德治天下，「倍沖」善於運化。「<u>一帝二王皆得</u>

太極 八卦之源與健身養生

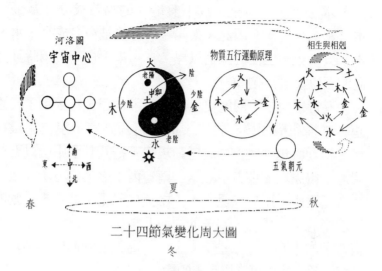

圖 C10　太極圖節氣變化圖

天之道」指黃帝與湯王、武王他們精通天文學，曉得伏羲時代的河洛圖原理，發展農業，故百姓安居樂業，國勢興旺，這是「順術」（圖 C10）的必然結果。

　　孫子兵法的這一章借用五色表現地理方位，證明自伏羲治天下開始到黃帝時代中國歷史上至少出現過兩次統一局面。

　　在河洛圖中心以〇代表無極，也是光源、氣源、太極變化的出發點。因此，五行把黃放在中心，是光輝、力量、吉祥的象徵，五色之中黃為最高貴，民間驅邪畫符都用黃紙，也是古代文化的延續。

　　上中下三盤處於統一運動之中，人位於地球而生，地球位於天體而動，故稱天人合一。三個不同空間構成宇宙的骨架，撐起骨架的基本物質又是什麼呢？古人命名為

金、木、水、火、土。故下盤地球的物質成分分為金、木、水、火、土，因此，太陽系的行星被命名成金、水、木、火、土，上盤的星宿以黑、青、朱、白、黃順時針方向的五色象徵五行順序。

五行學說是中國歷史上最早的宇宙觀，它揭示了天體基本結構和構成核心物質，道家用八卦表示宇宙循環往復、相互轉化周而復始的運動規律，把八卦圖中配以五行闡述宇宙原理。東方甲乙木、南方丙丁火、西方庚辛金、北方壬癸水、中央戊己土。「中央戊己土」即宇宙運動的三個中心：「戊」，宇宙的中心北極星；「己」，二十八宿運動的中心北斗七星；「土」，周天運動的中心地球。這樣，透過觀察可掌握宇宙的變化。

五行之中包括了銀河系的星宿運動、太陽系的結構和十大星球的運動軌跡、地球的節氣變化。

《淮南子‧天文訓》曰：「何謂五星？東方木也，其帝太皓（發明八卦圖表現天體之理的伏羲之號）。其佐句芒。執規而治春。其神為歲星，其獸蒼龍。其音角，其日甲乙（日即天干十大星球）。

南方火也，其帝炎帝（發明耕種的神農氏之號），其佐朱明，執衡而治夏，其神為熒惑，其獸朱雀。其音徵，其日丙丁。

中央土也，其帝黃帝（教民耕，生穀以致民利的軒轅氏之號），其佐后土。執繩而治四方，其神為鎮星，其獸黃龍。其音宮，其日戊己。

西方金也，其帝少昊（黃帝之子），其佐蓐收，執矩而治秋，其神為太白，其獸為白虎，其音商，其日庚辛。

北方水也，其帝顓頊（黃帝之孫），其佐玄冥，執權而治冬，其神為辰星，其獸玄武，其音羽，其日壬癸。」

此文即是應用五行方位與方向之理，將星宿變化與節氣變化、歷史人物變遷過程表現出來。東、南、中、西、北，中為星宿的五行方位，木、火、土、金、水為五行之物理，春、夏、秋、冬為五行之氣象。因此，這裡至少包含了六層內涵：

1.河圖中的五行哲學，中心與周圍的運動變化關係。

2.闡明中國遠古的歷史始點。以神話的方式傳承了遠古時代的三皇五帝歷史。因而稱中華民族為龍的傳人，炎黃子孫。

3.在天文學的三盤中體現出四象，首先論述地盤（俗稱下界），地球圍繞中央太陽的周天運動轉動產生春、夏、秋、冬四季變化，然後論述天盤，即星圖銀河系天體，即蒼龍、朱雀、黃龍、白虎、玄武。經由星空四象圍繞北斗星變化，記錄節氣的變化。

4.在天、地兩盤之中又交代了中盤→太陽系的結構即天干十大星座。「其日」指的是太陽系十大星球。

5.這裡提到的歲星，就是指太陽系九大行星之一的木星，以太陽為中心的九大行星之中，歲星轉動一周，地球轉動12周，春秋戰國與西漢時期使用了歲星紀年法。

6.五行包含了宇宙形成及運動規律，如空間方位、物質構成、變化規律。因此，這裡出現五音、五色。

這段文字由天到地到人的完美結合，天體九野之中含五星，五星而產生五行運動，其中包括四象、四季、四時的變化，由此構成三盤，三盤之中劃分天地，天地之變產

111

生陰陽，陰陽合於一氣，整個宇宙經過如此精縮，一目了然，正所謂「達於道者，反於清靜，究於物者，終於無為」。

二、內五行、外五行之別

古人為了方便研究，又在五行的基礎上把宇宙劃分為「內五行」與「外五行」。古代中國政治、科學、歷史、哲學、中醫學、氣象風水學一脈相承，都沿用了五行哲學的天人合一的思維方法。

內五行是經由元神感知宇宙物質世界。元神是元精、元氣的產物，具有溝通宇宙與人類的一種感應能力，這種能力是先天的自然能力，是大腦對物質世界的自然反饋能力，包括精神、意識，是對物質世界的直覺、心覺，它產生創造性與啟發靈感。

外五行是經由識神認知宇宙物質世界。識神是後天的知識掌握與運用能力，它使大腦產生支配、判斷、辨別、記憶等能力，包括聽覺、視覺、感覺、味覺、觸覺。古人依此，把宇宙概括為五音、五色、五腑、五官、五星、五味等。

五行表現宇宙生成程序，是古人在元神修煉過程中悟出來的，它們在漫長的內丹修煉過程中，以身體直接體驗宇宙的變化過程，發現了人體與宇宙的共性，從而測悟天體宇宙形成過程。

《八卦掌真傳》（孫錫坤著）中描述了宇宙形成過程：「大道本為無始，無極乃虛靜真氣也，生太極，太極生兩儀，兩儀生四象，四象生五行，五行備而萬物生焉。

太極 八卦之源與健身養生

太極若卵，內含陰陽混沌，鴻蒙時，靜極氣發，立名開闢，天地始分輕清為天，重濁為地。天垂象而有日月星辰，地尊形而有山川土石，此即兩儀生四象，四象具而五形彰，一生水，水全清；二生火，火熏灼，濁將凝也；三生木，木半剛柔，體質成矣；四生金，金剛體質堅也；五生土，土重大，厚質成形五形備也，萬物也因而生焉……」

這裡的「無極」與「太極」，作為宇宙演變過程中的不同狀態，而不是古代天文學中的天體中心與四象的含意，這裡的水．火．金．木．土也是泛指「氣」的演變形態，就這樣，五行之意從天象變化的東、南、西、北、中轉變成五種基本物質金、木、水、火、土。

《素問·天元紀大論》曰：「故在天為氣，在地成形，形氣相感而化生萬物矣。……寒暑燥濕風火，天地之陰陽也，三陰三陽上奉之，木火土金水，地之陰陽也，生長化收藏應之。天以陽生陰長，地以陽殺陰藏。」（註：大意為氣中包括金木水火土五種物質，它存在於宇宙天地之間，因此，萬物都在相互影響制約之中）。

老子曰：「道之為物，惟恍惟惚。惚兮恍兮，其中有象；恍兮惚兮，其中有物；窈兮冥兮，其中有精。其精甚真，其中有信。自古及今，其名不去，以閱眾甫。吾何以知眾甫之狀哉？以此。」又曰：「道生一，一生二，二生三，三生萬物。萬物負陰而抱陽，沖氣以為和。」

元神看世界既簡單又直接地進入宇宙、物質的核心，現代物理化學分析實驗方法都是識神的延伸，是在物質表層間接的觀察。但是，大道一理，殊路同歸，古今同文，

並行不悖，古代的認識可用現代科學表現，如宇宙形成過程中的內五行演化過程的「一生水，二生火，三生木，四生金，五生土」過程中化學方程式表示如下：

「一生水，二生火」，為 $2H_2O$（水）$= 2H_2$（火）$+ O_2$（火），

這裡的 H_2 與 O_2 代表火，因為都可燃燒，發熱，發光。

「三生木」，H、O、N、C 等再結合成核糖核酸、氨基酸等各種生命賴以依存的物質。

「四生金」是金屬性物質間的結合力，現代科學已經發現星球之間的物質成分是不同的。宇宙在演化過程中，同種物質產生聚合力量，因此，礦山的金屬含量不盡相同。

「五生土」，在各種凝聚力之下，地球出現，地球出現後萬物之間又進行新的變化，這種變化則用外五行即五行生剋之理解釋。

古人在數千年前認識到宇宙之氣的變化結果首先有水，水是生命本源，水中包含著火、金、木、土等成分。沒有水，生命、地球、日月就不可能出現，也不可能運動。因此，在有關河洛圖中均記載它與水的關係。

《類經附翼‧醫易》曰：「伏羲氏王天下，龍馬負圖出河，其數一六居下，二七居上，三八居左，四九居右。伏羲則以之畫八卦。一六為水，二七為火，三八為木，四九為金，五十為土。」「大禹治水，神龜負圖出洛，文列於背，其數戴九履一，左三右七，二四為肩，六八為足，五居於中禹因以第之，以成九疇」。

現代科學研究發現海底有一種能夠燃燒的岩石，能使

太極 八卦之源與健身養生

海水燃燒，使海水溫度不斷上升，有的海域曾經使一些輪船燒毀，海上油井因此發生火災，這種奇妙的自然現象都可以用五行解釋。

五行中的水是宇宙原始之「氣」演變而來，並非純水 H_2O，存在於海洋、生物、山野、雲層、星球之中。火為能發熱發光的物質範疇，包括 H_2、O_2、N_2、NH_2、C、S 等，古代火藥中的「火」字就包涵硝、磺、炭等物質，木指含有生命成分的物質範疇，包括 CO_2、DNA、氨基酸等，金為金屬凝聚性，土為地球，地球出現萬物發生，一生水，二生火也是指宇宙之「氣」演變的先後順序。

五行理論說明宇宙形成過程中金、木、水、火、土的演變步驟，第一步生水，第二步生火，而後生木、生金、生土，出現天地人類萬物等，故這個過程稱內五行，也稱先天變化原理，在河圖中把它表現出來。宇宙形成之後萬物之間又形成新的五行關係，稱外五行，也稱後天五行之理。內五行解釋宇宙的基本物質構成與變化的程序，外五行即五行生剋律解釋宇宙變化規律。故古人說，內五行為體，外五行為用，內五行為本，外五行為末。外五行的延伸則具有廣義的哲學意義，它解釋了宇宙間相互影響、相互作用的關係。

三、五行生剋原理

世界每天都在變。變，使宇宙萬象更新；變，使世界從無到有。宇宙、自然如此，人類社會的經濟、文化、政治、法律也是如此，都在不停地變化之中，趨於完美。誰也無法阻擋或者改變這種變化，人類只能順應自然的規

律，運用智慧在變化中做出最佳選擇。但是，儘管客觀世界變化無窮，但是萬變都有一定之規，五行是一切變化的本質，道家用內五行之理解釋了宇宙形成過程，又用外五行解釋宇宙變化的規律，外五行即五行生剋律。

五行生剋律即包括自然科學中的物理、化學的正逆反應，分解、化合反應，遺傳變異，生態平衡與環境破壞對人類的影響問題，也包括人類生活中的政治、經濟、文化、藝術中存在的微妙的相互關係，因此，它是道家哲學的精華，這一哲學原理對於人類的社會生活極為重要。

五行相生即金生水、水生木、木生火、火生土、土生金的循環過程，這個過程是宇宙的自然變化過程，引申為事物間的相互吸引、幫助、融和、協調相輔相成關係。

五行相剋，即金剋木、木剋土、土剋水、水剋火、火剋金，就是指物質之間的相互排斥、擠壓、對立、破壞關係，其哲理就同民間酒令遊戲中的老虎、雞、蟲子、棒子四者關係；老虎剋雞、雞剋蟲子、蟲子剋棒子、棒子剋老虎一樣，一物剋一物。

五行之中除不同種事物間有生克關係外，在同種事物間還有生之中還有相成相侮關係，即同性質物種的相互補益，或相互排斥，以及從補益向排斥的轉變過程。

古代的農民起義軍在戰爭中能夠相互生死與共，而在起義獲得成功之後往往要發生內亂，自相殘殺。這是從相生向相剋過程轉化。對於領袖來說，就要研究如何避免這種局面。再如，國家的權力是以維護國家利益的，特權既可為社會帶來益處，也可給社會帶來危害，這就要求研究如何有效監督特權階層，使國家的權力不被濫用。

太極 八卦之源與健身養生

五行哲學是古人在對自然認識的基礎上形成的宇宙觀，相生相剋規律是對自然規律的總結。如：金生水，6000多年前的古人是在海枯石爛自然現象中得到的啟示，科學家在宇宙試驗室中進行的真空加熱岩石，水從中流出，因而可設想大海是從周圍的山脈岩石中分離而來的。

　　水生木，萬物生長離不開水；木生火，是根據沼氣自燃認識的，現代科學中已經證實。火生土，大火過後一切變成焦土。土生金，從土中含有礦石得到的啟示。早在黃帝時代中國開始冶煉金屬製成鼎而進入青銅器時代。掌握和應用相生相剋原理非常重要。如：水生木原理，水可生木，也可養木。水對於生命極為重要，親水類生物比遠水類生物生命力強盛。如海龜壽命有千萬年之說。

　　中藥學中就利用了這個原理。採用中草藥治病，因為中草藥中以草藥為主，草藥中含有生命（木），故可以用來治病救人。善於用水、以水養木，這個道理是在中醫學中稱為滋陰補陽。

　　道家運用相生和相成之理發現了「以氣養氣」的方法，由採自身的腎精之水補元氣，和採天地間的元陽之精氣補自身的腎精之氣，運用五行的相生、相成之理改造生命。因此，道家發明的「水火既濟」長壽方法極為科學。人要想獲得長壽就得會利用「海底」「會陰」「湧泉」等連通人與自然之氣。利用宇宙自然之氣保持生命的強盛。

　　〔註：養生功中特別強調借用大宇宙天地之氣調節小宇宙人體之氣，內功修煉中特別注意內氣在湧泉、海底、命門、下丹田、中丹田、夾脊、玉枕、百會、上丹田之間往復循環移動，以促進內氣昇華和儲蓄，統稱水火既濟。古代氣功中還用

五行生剋關係表

五行相生 順時針移動	東 向南	南 向中	中 向西	西 向北	北 向東
季節變化	春	夏	長夏	秋	冬
時辰變化	早	午	正午	晚	夜
五行相生	木生火	火生土	土生金	金生水	水生木
五臟相生	肝生心	心生脾	脾生肺	肺生腎	腎生肝
五行相剋 (制約)	木剋土	火剋金	土剋水	金剋木	水剋火
五臟相剋	肝剋脾	心剋肺	脾剋腎	肺剋肝	腎剋心
風向相剋 (制約)	東剋中	南剋西	中剋北	西剋東	北剋南

五星與五行關係表

五星方位	東	南	中	西	北
河圖星數	三八	二七	五十	四九	一六
星宿	青龍	朱雀	北極	白虎	玄武
五色	青	朱	黃	白	黑
五官	目	舌	口	鼻	耳
五臟	肝	心	脾	肺	腎
五行	木	火	土	金	水
五行含意	生命	熱能	地球	山石金屬	海洋冰川
五行特性	曲直 生發 柔和 舒暢	炎上 炎熱 向上	稼穡 化育 承載 受納	從革 清潔 肅降 收斂	潤下 寒涼 滋潤 向下

太極 八卦之源與健身養生

四象五行與天干地支表

宇宙五行	四象				中心
方位	東方	南方	西方	北方	北極五星
二十八宿	青龍	朱雀	白虎	玄武	北斗七星
河圖數	三八	二七	四九	一六	○五十
洛圖數	三	九	七	一	五
宇宙空間天干十	甲乙	丙丁	庚辛	壬癸	戊巳
五行	木	火	金	水	土
地支十二月氣象變化	3、4、5 春	6、7、8 夏	9、10、11 秋	12、1、2 冬	太陽 (陽曆)
月球繞地球周期地支十二月	2、3、4	5、6、7	8、9、10	11、12、1	地球 (陰曆)
周天運動360度圓周	立春	立夏	立秋	立冬	二十四節氣農家曆
陰陽四時六合十二時辰	晨 子丑寅	晝 卯辰巳	晚 午未甲	夜 酉戌亥	日月交替

河洛圖的數據表現人體的穴位和氣的循環途徑。常用一代表足，九代表頭，五臟六腑則是人體眞氣流通的必經之路，在道家氣功小周天中，以海底穴為水，以命門穴為火，大周天中湧泉穴為水，上丹田（天心）為火，以地為陰，以天為陽。八卦掌運氣路線，眞氣經過兩腎（水）上行到下丹田（火）沿肝經（木）上升經過肺葉（金）返回脾胃（土）達於四肢百骸〕。

119

第三章 文明之源

第四節 「六合」之理

「六合」是把天軸、天心、地軸、地心、日心、天體綜合在一起，將天干、地支、日、月、年、節氣變化原理合成一幅圖畫，從中可知宇宙變化的原理，它是上古時代的天文圖原理，也是中國曆法的鼻祖。

伏羲的六合在宇宙圓周運動圖上設立了六個起點，形成六個圓周，於是「天圓地方」一詞沿用到今。

天體研究從未停止過，黃帝時代運用數學對伏羲的六合曆法作了精密的計算。

《史記‧曆書索隱引》曰：「黃帝使羲和占日，常儀占月，臾區占星氣，伶倫造律呂，大橈作甲子，隸首作算術，容成綜此六術而著調曆也。」

我們由下面的兩幅六合銅鏡圖及六氣主時節氣圖可進一步了解「六合」與天文之關係。

「六合」銅鏡圖（圖C11）說明：

唐代銅鏡圖紋中表現的宇宙運動說明，此銅鏡是繼承了遠古時代的天文學理論，根據伏羲「六合」精心創作的。

(1)圖中的八卦圖為後天八卦圖，代表地球的公轉，在古代天文學中稱大周天運動。後天八卦圖體現地球圍繞太陽轉動的周期，八卦圓周圖像體現出地球在一年之中氣象、光線、音像、古曆法，稱為八風。

(2)圖中的四象，神龜、青龍、朱雀、白虎代表二十八星宿的星象，配合的四朵花暗示太空宇宙中的四正四隅八

太極 八卦之源與健身養生

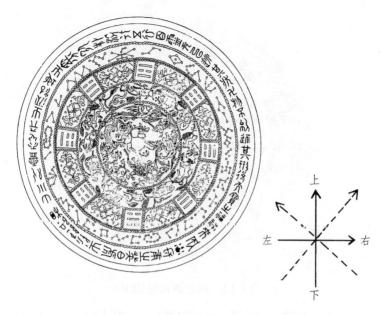

圖 C11　六合銅鏡圖(唐)(1)

方。

　　(3)圖中的白兔代表月球。

　　(4)圖中的十二生肖代表地支，體現地球的自轉、公轉與月球環繞地球運動的周期關係。

　　(5)中心的四瓣桂花象徵陰，四周的八瓣向日葵花象徵陽。

　　(6)銅鏡中的六個大圓周，象徵宇宙星球運動的軌跡，也暗示「六合」為一體。

　　六合銅鏡圖（圖 C12）說明：

　　此圖文由四種圖形構成，花紋位於中心，輔之四象，外環十二生肖，最外層為雲紋布局。

第三章　文明之源

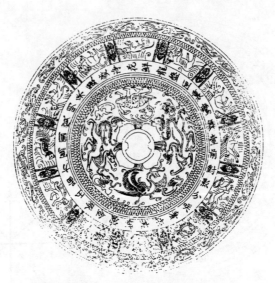

圖 C12　六合銅鏡圖(唐)(2)

　　(1) 心花紋呈四射狀態，內部分三個層次象徵三個中心學說，即天根、日心、地心學說。

　　(2) 重疊的花紋以十二生肖為背景，象徵天干地支學說。

　　(3) 周邊以二十四個雲紋構成象徵二十四節氣。

　　六合主時節氣圖（圖C13）說明：

　　(1) 內環為地球自轉十二時辰古天文學小周天，即先天八卦圖表現的宇宙運動規律。

　　(2) 外環為地球公轉十二月古稱大周天，即後天八卦圖表現的宇宙運動規律。

　　(3) 二十四節氣周天，遠古時代根據北斗七星來確定變化。

　　(4) 東南西北即古天文圖的立體，方位，氣象，空間坐

太極　八卦之源與健身養生

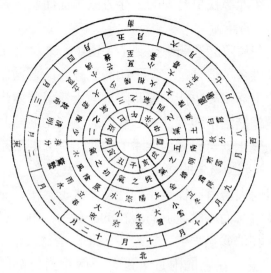

圖 C13　六氣主時節氣圖

標與現代地圖不同，此坐標中含有四季冬、春、夏、秋變化之意，四時早午晚夜光色變化之意，同時有天象二十八星宿的四象內涵。

因此，此圖是四象、五行、六合、七星、八卦的統一，再現了河洛圖中數的原理。

第五節　七星

人類為何要發明河洛圖？為何畫四象、五行、六合？為何要分二十八星宿？當然都是為了應用它，所謂「竊天地之機，役使萬物」。

改造自然，就得從認識自然開始，從順應自然做起，這是一個不斷實踐的過程。人類在實踐過程中不斷加深認

123

識，也不斷地尋找更合理的生存方法，從而產生對宇宙，對世界的全新認識。

古人在無際的空間中找到了宇宙中心北極五星，伏羲又發明了六合，但是，它還不能滿足社會的普遍需要。因為古代的生活，要求能夠隨時隨地對天體氣候變化作出判斷，於是總結出了觀測北斗七星的方法。由北斗七星與四象的運動變化就可以知道四季的變化，由北斗七星與月球的關係可以判斷氣象的變化。

宇宙同人體有同樣變化的特徵，人的大腦運動處於相對冷靜狀態，而心臟處於有規律的跳動，一靜一動彼此相互呼應。在浩瀚無垠的宇宙之中，北極星為天軸處於相對不變的位置，在它的附近，還有一個相對運動的北斗七星，一年四季在不斷地運動著。北斗七星在五行八卦圖中位於北極星南側，河圖口訣稱「二七同道居於南」。

由於古人發現了天體方位五行的運動規律，同理，以七星為中心，在其四方周圍以七為基數，劃分了二十八星宿，夜幕下的太空空間由此中心向外擴展，星羅棋布，璀璨奪目，有條不紊，有章可循。

浩瀚無垠的宇宙，靜中有動，動中有靜。夜幕下放眼千里，北斗七星，斗柄指向北極星，透過對它的變化觀察可以判斷地球上季節變化。古人以最亮的北斗七星作為中心，基數為七，把靠近北極的天空按東南西北分成四象，蒼龍、朱雀、白虎、靈龜四象為七宿，形成以東方星群蒼龍為起點，形成天象四×七宿＝二十八星宿，北斗星運動對二十八星宿的影響極大，「在璇璣玉衡，以齊七政」（見圖C14「北斗七星與二十八宿星象略圖」）。

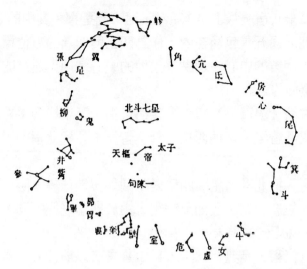

圖 C14　北斗七星與二十八宿星象略圖

四象與五行方位圖

	南方　朱雀	
東方　蒼龍	中心　勾陳 北極星天軸	西方　白虎
	北方　靈龜	

七星與八卦方位圖

	南方 井鬼柳星張翼軫	
東方 角亢氐房心尾箕	天軸　北極星 天心北斗七星	西方 奎類胃昴畢觜參
	北方 斗牛女虛危室璧	

（參見遼代的（907～1125）考古星圖與公元前433年的古墓二十八宿）

二十八宿記錄了 182 顆星，河洛圖選擇了其中的 85 顆星，把北極五星包涵在內，作為四正與四隅的方位標記，至此，宇宙的中心、起點、天地的中心、周天運行的規律得到全面的認識。

　　古籍《鶡冠子》曰：「斗柄東指，天下皆春；斗柄南指，天下皆夏；斗柄西指，天下皆秋；斗柄北指，天下皆冬。」

　　古人把北斗七星與四季變化關係與地球繞太陽公轉，光照長短結合來說明節氣變化，由於四季光照不同，出現晝夜長短不同的現象。

　　《尚書‧堯典》曰：「日中星鳥，以殷仲春。宵中星虛，以殷仲秋。……日永星火，以正仲夏。日短星昴，以正仲冬。」這是一篇指點星空的絕作，這裡的「日」為動詞，指太陽光照射之意。

　　「日中星鳥，以殷仲春」

　　譯：北斗七星斗柄東指，則乾坤朗朗，春光明媚，晴空萬里。

　　「日中」為春天白晝與黑夜時間相差無幾之意，是寫春天的陽光變化。

　　「日永星火，以正仲夏」。

　　譯：北斗星指向南方朱雀星群，則到了夏日，驕陽似火。

　　「日永」寫盛夏的陽光變化，為夏天晝長夜短之意。

　　「宵中星虛，以殷仲秋」

　　譯：北斗七星斗柄指向西方白虎星群的中心星，秋高氣爽，月明星虛。

「宵中」指秋天的白晝之差相同，寫中秋之月。

「日短星昴，以正仲冬」

譯：北斗七星斗柄指向北方的玄武中心星，冬季到來寒冰如晝。

「日短」一詞為冬天晝短夜長描述隆冬時節的日光。

鳥、火、虛、昴都為二十八星宿之星群成員。虛為北方玄武星群中心星，昴為西方白虎星群中心星，鳥為東方青龍星群中心星，火為南方朱雀星宿的中心星。

觀察北斗七星與二十八星宿、月球的位置還可以判斷氣象變化，風向變化。孫子兵法《火攻篇》記載：「……發火有時，起火有日。時者，天之燥也；日者，月在箕、壁、翼、軫也，凡此四宿者，風起之日也。」大意是說月亮運行到「箕」「壁」「翼」「軫」四個位置時就會起風。

由於二十八星宿取值不同，在《史記‧律書》與《淮南子‧天文訓》中，二十八星宿的名稱就出現了差異，《開元占經》中的二十八宿距度的數字有古度、今度兩套數值，就是這個緣故。70 年代出土的公元前 170 年馬王堆帛書中的二十八宿名稱與今相同。

第六節　八卦與九宮

河洛圖是宇宙的大寫意畫，伏羲根據河洛圖創造了八卦，而八卦有先天與後天之分，先天為體、後天為用。八卦圖（圖 C15、C16）反映了宇宙運動的循環往復、陰陽交替根本規律。八卦周天與中心統稱九宮，九宮是對天地的

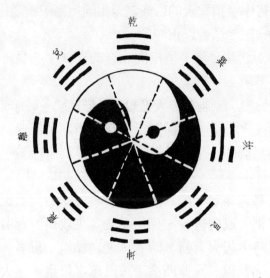

圖 C15　先天八卦圖

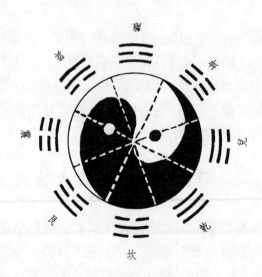

圖 C16　後天八卦圖

太極 八卦之源與健身養生

高度概括，古人用「蓋天說」、渾天說解釋宇宙。

蓋天把宇宙看成是個大宮殿，天地在其中，宮殿的頂為九野，內部有太陽系，天上（地球的上空）有九星在周天運行、地下（地球）有九窟，江河湖海在裡流動。

「渾天說」則把宇宙分成天軸、天心、日心、地心，將氣渾合為一體，也稱九宮，九宮中容納了日、月、星、辰，河洛圖中原本記錄九野星宿的方位與數量的口訣，則出現了新的內涵，即表現九野之星又包涵日月星辰及大氣的運動規律。

八卦是用來表示天體五行、六合周天運動的符號，伏羲發明「－－」「－－－」兩種符號表現以北極星為中心的宇宙八個方位的星宿變化，有先天與後天兩種八卦圖形，分別表達「天旋地轉」。八卦圖清晰明確表現出宇宙變化，把河洛圖中的四正四隅方位變化，生動形象化。

由於「－－」「－－－」可以無限的進行排列組合下去，因此八卦作為一種特殊的符號用來表現宇宙間的萬事萬物的變化，因此，古人用來推演變化順序、預測萬事萬物，為古代日常生活安排提供參考資料。就同現代的電腦軟件一樣，有了它就可以進行各種程序設計、計算、推演，《易經》中應用它編排了六十四卦（章），三百八十四爻（段）。

一、地軸說與先天八卦圖

以地球為定點觀測宇宙。透過太陽繞地球轉，可清晰地看到地球上一點或一個地方一天的光線變化。一天 12 時辰，每刻十五分，它記錄了日從東方升起西方落每一分、

每一秒的相對位置。所以伏羲用 — — 代表陰， —— 代表陽，表現光線，在先天八卦圖中一天十二個時辰內，子夜最暗、正午最強，故形成乾（太陽）居南，坤（太陰）居北方位，因而有「天南地北」一詞。陽光在子、丑、寅、卯、辰、巳、午、未、申、酉、戌、亥12個時辰的移動軌跡叫赤道，與現代天文學中的「赤道」含義不同。

先天八卦圖是對河圖的發展，河圖以東南西北四正方位與中心結合為特徵，先天八卦圖中用乾南、坤北、坎東、離西確立平面位置，由於先天八卦圖以地球自轉為主。震位開始光線漸出，到乾位之後開始漸弱、到坤位最暗為深夜子時，從光線移動看出地球與太陽的相對運動關係。

二、日心說與後天八卦圖

五行理論包括五音、五色、五味等。五色之中的黃色為中心，黃代表土，也用來代表地球，故地球公轉一周十二個月的軌跡稱黃道。

地球的公轉產生四季，冬去春來、寒暑移往、冷暖交替。遠古時期道家由北斗七星變化來判斷十二個月的節氣變化，後天八卦圖就是用來表現四季變化的直觀圖像，它的創作源於洛圖，洛圖口訣「戴九履一」，九天在上，地球在下，地動如足履。

中國的地理氣候，夏季最熱，冬季北方最冷，用 — — 代表陰， —— 代表陽，後天八卦圖的方位代表一年四季十二個月，四正方位為春夏秋冬。後天八卦圖以地球公轉為主，以四季變化為主題，坎代表水有冬季冰凍之意，離為

太極 八卦之源與健身養生

南有夏日火熱之意。因此，離（火）在上坎（水）在下，乾坤放於右，則有改天換地之意，巽艮為左，有春風輕上九霄雲之意。震位在東有春雷發生之意，兌為西有秋高氣爽之意。

先天與後天八卦圖是探索宇宙變化的一把鑰匙，它體現出大氣變化、空間範疇和光陰流動，因此作為八卦圖是宇宙直觀圖像。後來人們把它發展成算術工具推演曆法，黃道與赤道則在五行八卦天文圖中表現宇宙的時空觀。

道家用八卦圖研究天象時，把天體畫在地上，天體八方與中間圍成圓，這樣就形成九宮圖，又據八卦周天運動原理，「異想天開」研究出很多以達「天人合一」的修煉方法。如利用它摸索出人體小宇宙內氣變化規律。八卦盤則被應用於軍事，兵家產生八陣法門；休、生、傷、杜、景、死、驚、開八門，用以調兵遣將，民俗用它預測人生等方面，然而，它最初的出現是研究宇宙變化而推演天文曆法，因此有「盤算」，選擇「黃道吉日」的說法。道家云：「天不變，道也不變」，天者，星球周天運行，日月交替規律，道者「法於陰陽，合於數術」的河洛圖之理。

三、九宮之數

天體四正四隅構成八方，八方與中心結合則為九宮，天體的三界為九野、九星、九州。九野為上稱之九天，九星為中稱之為九陽，九州為下（地球）稱九陰，地球由九窟而構成五湖四海奔騰不息。

九星與地球合為太陽系十大星球，因此稱為天干，用十表示。甲骨文中也表現出地支的寫意。

九野為天宮，七星為天心，北極五星為天軸，靠近北極的星空又分為紫微、太微、天市三恆。因此在上古時期奇數 97531 代表天，為陽。十日為一旬、八風為一氣、六合為一體、四季為一年、二為日月交替為一天，故偶數十、八、六、四、二代表地球變化，為陰數，「天地都有定數」即此意。

　　《繫辭傳》曰：「大衍之數五十」、「天一地二，天三地四，天五地六，天七地八，天九地十，天數五地數五，……凡天地之數五十有五。」即此意。而這一切都在河洛圖中體現出來，故孔子又曰：「參伍以變，錯綜其數，通其變，遂成天地之文。極其數，遂定天下象。非天下之至變，其孰能與於此。」即指河洛圖數理的應用。

　　古人明確河洛圖奇妙的數理，是以北極星為中心的宇宙，故而又創作了八卦圖形及六合曆法，沿用河圖一五之理，產生了五天一候，沿用洛圖三五之理，產生十五天為一氣的地球公轉原理，根據北斗星又可確認節氣。

　　這就說明北斗七星不但與二十八星宿相關而且與二十四節氣相連，故孔子曰：「是故四營而成易，十有八變而成卦，八卦而小成，引而伸之，觸類而長之，天下之能事畢也。」「春夏秋冬，往復不止，寒暑易往，十有八變。」「是以君子將有為也，將有行也，問焉而以言，其受命也如響，無有遠近幽深，遂識來物，非天下至精，其孰能與於此。」

　　註：北極星也稱紫微星，在古代天文、地理以及在武術、氣功習練中極為重要。

　　「杓星口裡找紫微、杓星杷上找天罡」，紫微星是正

太極 八卦之源與健身養生

北方位一顆最亮的恆星，在北斗七星「杓口」端四顆星的連線上方，它永恆不變，用來定位。天罡星是在北斗七星「杓杷」上方，即「星杷」兩顆星的延長線上的小明星，天罡星每天都在變動。

以北極（五星）為中心，北斗七星一年四季「左旋」，順時而動，形成了周天軌跡。根據七星把對應的星宿（二十八宿）關係可劃分二十四節氣，確定地球「右轉」的方位。「四時八節」的「地八卦」由此可知。

紫微星恆定定位了正北方向，故可確定正南、正東、正西方位，「天八卦」‧九宮圖由此可得（圖C16附）‧

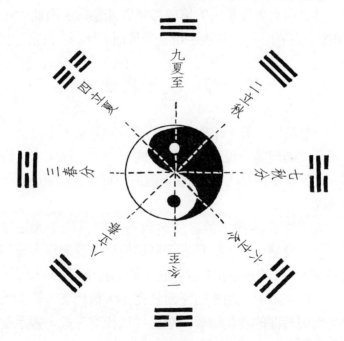

圖 C16(附)　(後天)八卦八節圖　參考《奇門遁甲》
地八卦「地右轉」

從後天八卦圖中可知，北斗七星口上的紫微星，是原始八卦圖的中心，也是天體運動的軸心。在河洛圖出現的時代，北極星由五個組成（紫微星與其他四個星組成宇宙的中心，或軸心），而這五個星在河圖與洛圖裡又由中心與四方的構圖方式表現出來，即「〇」作為河洛圖的軸心。可知，在這個時代中華的祖先，最先發現了「〇」（讀零）用「〇」來表現數軸的原點和中心，「零星點點」顧名思義，「零」最初代表星星，在最原始的數學時代，「〇」與「一、二、三、四、五、六、七、八、九、十一道是用來表現宇宙的構成和星體運動的。因此，古人還用放大了的「〇」代表宇宙九野星宿，稱為「九宮」。

第七節 天干與地支

一般認為，天干地支是古代紀年的方法。事實上，從天干地支的理論出現到作為紀年的方法，已經過去了數千年。天干地支在 6000～10000 年前是中華民族的祖先對宇宙觀測的高度結晶。

天干即天體的主幹之意，代表太陽系的十大星球之意，具有雙層含意，除代表天體結構外，還表現宇宙的形成過程，天干表現宇宙的存在性，傳統哲學稱為陽或實。

天體宇宙中，地球的運動是支幹，稱地支，經由地球的空間與時間的變化聯繫，順藤摸瓜找到主幹，揭示宇宙變化規律。

地支十二既表現十二年為一輪的年輪，又表現光線變

化的十二時辰，節氣變化的陰陽曆法十二個月，子丑寅卯辰巳午未申酉戌亥代表光陰流逝，十二也稱「羅」，故「包羅萬象」。地支體現出宇宙的不可見性，傳統哲學稱為虛或陰，所以有光陰虛度之說。遼墓頂部星圖中體現了十二支與十二星座、二十八星宿及日月的關係〔圖 C17(a)、C17(b)〕

春秋時期的《太歲曆》，太歲曆採用了「歲星紀年法」，由於木星繞太陽一周相當於地球的 12 倍。因此以太

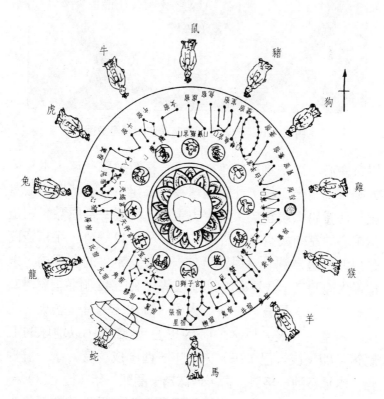

圖 C17(a)　河北宣化下八里 2 號遼墓頂部星圖

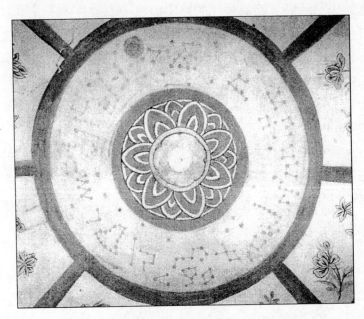

圖 C17(b)　遼寧宣化遼墓後室頂部星象圖

陽為中心，以木星為紀年，木星一格為地球一年，木星繞
太陽一周為十二格，此時地球為十二年。戰國時期的歲星
紀年法，將太陽置於太空宇宙中心，太陽成為原點，由這
個中心原點向太空宇宙空間畫，劃分成 12 等分，宇宙空間
是以北極星為圓心，用恆星二十八星宿定位的大圓周，這
樣從太陽到二十八星宿之間的 12 等分又由 12 個名稱對應為
星紀、玄枵、娵訾、降婁、大梁、實沈、鶉首、鶉火、鶉
尾、壽星、大火、析木，稱為 12 宮或 12 次，以地球的 12
屬寅，卯，辰，巳，午，未，申，酉，戌，亥，子，丑對
應。木星移動一格為一宮，地球為一圈即一年（圖 C18）。
　　這個圖的中心為太陽；裡面的一圈表現地球的軌道；

太極　八卦之源與健身養生

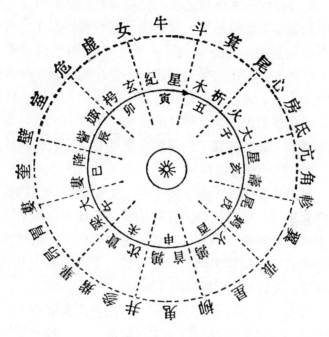

圖 C18　歲星紀年法

外面的一圈表現木星繞日的軌道。最外的一圈代表節氣變
化即黃道。

　　天是穹爐，日、月、星、辰在這個空間穿行不止，歲
月流逝。天干說明了宇宙的兩重性，即空間上無限性與時
間上的永恆性。地支說明了宇宙循環的規律性。天干好比
一輛汽車的製造過程與結構原理，地支好比車在路上行駛
速度與壽命，兩者的統一才是宇宙。

　　河洛圖口訣中的「五十相守而居乎中」，五為宇宙中
心北極五星，十為以太陽為中心太陽系的十大星球，因此
天干、地支體現了宇宙的結構與運動規律。

殷商時代的河洛圖之理，已經得到廣泛的傳播。甲骨文中的象形字比較易懂，寫意字不易理解。如：「貞」與「卜」的詞意，都是疑問。「貞」的問題包括宇宙、生命、自然等大範圍的學術問題。卜是小的範圍，層次截然不同。「卜」多指個體疑問行為，如一個人，對一件事咨詢。近代學者因對遠古時代的「貞」與「卜」的哲學意義沒有理解，造成翻譯上的錯誤，把甲骨文中數術說成是卜辭，這是將珍珠當頑石。

　　在甲骨文中，「貞」與「卜」是整體與局部的關係。如同蓋房子，房頂部分與柱腳的關係一樣。「貞」為天體宇宙大結構圖像，「卜」為各種生命現象，從地球開始包括種子發芽、開花、生根、結果等。「貞」與「卜」兩字的漢字構成足可證明這種內在關係。

　　《易》完全用貞而不用卜一詞來提問與解答，因此絕對不可將《易》中的「貞」字誤解成「卜」辭。況且，龜甲經過焚燒後化成砂土，殷商時期的甲骨文就不會傳到現在。漢語中常用貞潔、貞操一詞就是明顯的例子，它不能用卜字代替。卜就是土圭中流沙用來測量時間的象形字。「貞」是土圭的整體概括，「卜」為局部縮寫。

　　特別是有一二三四五六七八九十構成的甲骨文中大都是闡述「天理」的文獻，而且都有五行的金木水火土的標記，這些甲骨文的發現給我們研究天干地支中的三才、四象、五行、六合、七星、八卦、九宮提供了極為可貴的參考。下面我們就來了解一下甲骨文天干的含義。

　　在約 4500～6000 年前的甲骨文中刻畫的天干地支的圖像（圖 C19）象形取意，表現出宇宙生成原理。天干順序甲

太極 八卦之源與健身養生

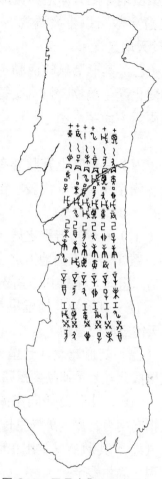

圖 C19　甲骨文「天干地支」

乙丙丁戊己庚辛壬癸為宇宙生成順序。

　　一，「十」（甲）緣於河圖，其形，在天之上盤，夜
幕之下可見天象二十八星宿四正方位，夜幕為陰，十為偶
數也稱陰數，為母，在中盤其意為太陽系的十大星球之

第三章　文明之源

意，在天之下盤象徵地球，有赤道與黃道縱橫交錯，產生陰陽平衡運動之意，故可以生發萬物。漢字「甲」為五畫，即五行之源於天地之意。

二，「乀」（乙）其形為氣的流動，其意為五行源於原始之氣，氣的變化產生萬物。日月交替運行，循環往復的運動產生陰陽兩氣。漢字「乙」為一畫，即一氣存於天地人之間。

三，「冈」（丙）其形為上升狀態有運動之感，其意為輕氣上升為天，漢字用「宀」代表宇宙。「丙」字五畫即天有五星之意。

四，「囗」（丁）其形為方重之態，其意為混濁之氣降落為地，天地分離，方即天圓地方之意。有沉靜之感象徵地球。「丁」為二畫即太極圖中的陰陽轉換之意。

五，「𢎆」（戊）其形為北極五星（天軸），其意為以北極為軸中心天體三盤的運動。

六，「己」（己）其形為北斗七星（天心），其意為定位作用，古人根據北斗七星運動判斷四季變化。

七，「甫」（庚）其形為伸向空間，其意為萬物生長，北極星斗柄指向南方為夏，萬物生長，南方為火。

八，「孚」（辛）其形為兒童出生時頭向下伸出之狀態，其意人類出現，人生艱辛。

九，「工」（壬）其形為天地人，其意為三才一氣相通。

十，「爻爻」（癸）其形為洛圖為四隅方位，含八卦旋轉之意；其意乾坤震蕩，天地定位，四正與四隅相疊為八卦，三盤之間皆有八卦，上盤為二十宿，中盤為八風、下

太極 八卦之源與健身養生

盤為八方。

「㇆」、「㇓」為甲骨文「父」、「母」。

「父」「母」兩字最初是根據甲骨文中的天干之圖形而來，「父」字為「癸」是洛圖的八卦圖形，「父癸」意味有天地長久和吉祥如意。在銅鏡的圖紋中就有出現「癸」表現宇宙。

知道了天干甲乙丙丁戊己庚辛壬癸的本意，就知道道家五行八卦圖的內涵，即東方甲乙木、南方丙丁火、西方庚辛金、北方壬癸水、中央戊己土，是按照天體五行東南西北中方位配物金木水火土，再把宇宙形成原理及空間結構天干包含進去，形成一幅全息全縮宇宙圖。

第八節　陰陽曆法與二十四節氣

古今的曆法不外乎太陽曆與太陰曆兩種。太陽曆以地球繞太陽一周為一回歸年，將其劃分成 12 個月份，春、夏、秋、冬各為三個月，四季分明，再分大小平閏月，在甲骨文中出現十三個月閏月記載。太陰曆是以月亮朔望的周期記日，分成 12 個月。太陰曆的分法不能準確地劃分四季。

太陽曆在今天作為公曆在世界通用，是西方在 16 世紀教皇格里高斯十三世時，哥白尼、伽里略的地動學說被現代科學承認以後形成的。

我國最晚於 6000 年前伏羲作「六合」時代，將圓周劃分成 360°，這種將圓周劃分 360° 的應用方法沿續至今。墨子（前 486～前 376）《間詁箋·大取》云：「小圓之圓與大

圓之圓同，圓有大小不同而為三百六十度無不同。」

伏羲發明曆法中的「陰陽六合」與「九九之數」就是將天體運行的宇宙軌跡確定為 360°，以 0° 為起點。

管子（？～公元前 645）《輕重戊篇》曰：「伏羲作造六峜以迎陰陽，作九九之數以合天道，而天下化之。」《呂氏春秋・任數篇》曰：「大橈（黃帝的大臣）作甲子，黔如作虜首，容成作曆，羲和作占日，尚儀作占月，后益作占歲，胡曹作衣，夷羿作弓，祝融作市，儀狄作酒，高元作室、虞姁作舟，伯益作井。」「占日」即為陽曆、「占月」為陰曆、「占歲」。說明這個時期中華的祖先能夠用數學推演曆法，為推算時間。

九九之數歌訣：「一九二九不伸手，三九四九凍壞石頭。五九六九窮漢伸手，七九河開，八九雁來。九九搭一九，耕牛遍地走。」

九九之數是從冬至開始算起，每個九為九天，九個九共八十一天，這時大約為 3 月 12 日，閏年為 3 月 11 日，再加九天就是春分，即太陽黃經上的 0° 位置。古代名畫《九九消寒圖》（圖 C20）在冬至日畫一枝素梅，有八十一個花瓣，每天染一瓣，八十一天後梅花全部染盡，則冬去春來了。

二十四節氣現在通常被認為是陰曆的範疇，實際上卻是陽曆的範疇。

一、孔子論陰陽曆法

孔子晚年研究《易經》，韋編三絕，理解了河洛圖的意義，對其評價曰：「是故天生神物，聖人則之。天地變

太極 八卦之源與健身養生

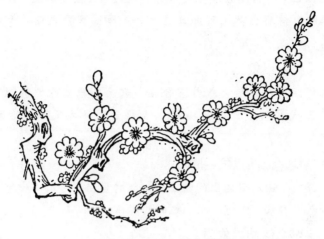

圖 C20　九九消寒圖

化，聖人效之。天垂象，見吉凶，聖人象之。河出圖，洛
出書，聖人則之。」

　　孔子對八卦盤的說明：「大衍之數五十，其用四十有
九，分而為二以象兩，挂一以象三，揲之以四以象四時，
歸奇於扐以象閏，五歲在閏，故再扐而後卦。」

　　「大衍之數五十」

　　譯註：先天八卦圖以河圖之理創作，表現日月陰陽交替而
產生萬物。河圖從一到十總數為 55，但是五為宇宙中心，所
以衍化之數為五十。

　　「其用四十有九」

　　譯註：後天八卦圖以洛圖之理創作，表現四季變化，以北
斗七星為中心與七宿相對，它們之間的變化可以表現一年四季
的節氣，故言變化排列組合為 7×7=49。

　　「分而為二以象兩」

譯註：宇宙圖分成先天八卦與後天八卦圖，二圖可以解釋地球的自轉與公轉，可知日月交替，陰陽虛實之理，天地為「兩」。

「挂一以象三」

譯註：把先後天八卦圖合在一起，則出現它的原形宇宙圖。三代表三才日、月、星，古籍云：「參天兩地合於數術。」

「揲之以四以象四時」

譯註：由八卦圖上的四正與四隅的變化，可勾畫出宇宙變化，包括四象、四時、四季之間的規律。

「歸奇於扐以象閏」

譯註：一年 365.2502（太初曆回歸年長度值），曆法設立陽曆一年為 12 個月，一年定為 365 天，謂歸奇，所餘的時間每四年積累成一天，加在二月裡，陽曆有閏日的一年叫閏年。

「五歲在閏，故再扐而後卦」

譯註：春秋時期的曆法是用陰曆與陽曆相互調和。陰曆大月 30 天，小月 29 天，一年 354 天，比陽曆少 12 天。農曆用閏月的方法，三年一閏，五年二閏，十九年七閏。孔子就這樣把河洛圖形成陽曆、陰曆的關係解釋得一清二楚。

「乾之策二百一十有六，坤之策百四十有四，凡三百有六十，當期之日，二篇之策萬有一千五百二十，當萬物之數也。」

譯註：以太陽為中心，地球軌道以及節氣設定 360°，二十四節氣變化可一目了然，受河洛圖的三五之理啟發而發明了節氣圖像。15 為天道、為圓，15×24=360 為地球的節氣變化週期。

太極 八卦之源與健身養生

天象為八方與中心，稱九天、九宮、九野，用九代表天的方位變化。地形為山、澤、風、雷、水、火，稱六博，伏羲作「六合」演示氣象變化，天地相交。二十四節氣中的變化為 $(9+6) \times 24 = 216 + 144 = 360$。為此設立 360° 代表節氣變化的周期。因此，《易經》中用九代表陽爻，以六代表陰爻。

《易經》乾坤兩篇講述天地變化之道理，星空的八卦方位與地球變化的八卦方位交錯，產生組合排列數 $8 \times 8 = 64$ 卦，時間變化為 12 時辰，節氣變化為 15 天為一氣，這樣，一年天地宇宙萬物的變化就為 $8 \times 8 \times 12 \times 15 = 11520$。這是運用數學的排列組合方法解釋上古的陰陽曆法。

孔子曰「參伍以變，錯綜其數，通其變，遂稱天地之文。極其數，遂定天下之象。」根據河洛圖數的變化，古人完成了曆法、星球運轉的周期，由此可知，天文曆法中的數據是靠數學推算出來的，不完全靠的是觀測。而且數學的排列組合，在孔子時代已經普及應用，而最晚在《易經》問世時代，已經有了排列組合圖像，《易經》中為 384 組，稱為 384 爻。

「卦」即是由土圭測量時間之意。「卜」為細砂從土圭中緩慢流出之象。「卦」的發音母音與「八」通，「卜」的發音母音與「五」相通。

二、二十四節氣劃分法

將圓周軌跡劃分為 360°，地球繞太陽轉動一周即一回歸年為 360°，劃分 24 等份，這樣以 15° 為一個節氣，一年劃分了 24 節氣。

地球公轉在黃經向東每移動 15°角為一「氣」（一氣又大約相當於 15 天），移動 360°角共二十四氣，農曆將二十四節氣名為立春、雨水、驚蟄、春分、清明、穀雨、立夏、小滿、芒種、夏至、小暑、大暑、立秋、處暑、白露、秋分、寒露、霜降、立冬、小雪、大雪、冬至、小寒、大寒。其中立春、驚蟄、清明、立夏、芒種、小暑、立秋、白露、寒露、立冬、大雪、小寒等 12 個稱為節氣，

表 1　節氣與黃經、地支關係表

節氣名稱	太陽黃經	月份地支	節氣名稱	太陽黃經	月份地支	節氣名稱	太陽黃經	月份地支
立春節	315°	寅	芒種節	75°	午	寒露節	195°	戌
雨水氣	330°	寅	夏至氣	90°	午	霜降氣	210°	戌
驚蟄節	345°	卯	小暑節	105°	未	立冬節	225°	亥
春分氣	0°	卯	大暑氣	120°	未	小雪氣	240°	亥
清明節	15°	辰	立秋節	135°	申	大雪氣	255°	子
穀雨氣	30°	辰	處暑氣	150°	申	冬至氣	270°	子
立夏節	45°	巳	白露氣	165°	酉	小寒節	285°	丑
小滿氣	60°	巳	秋分節	180°	酉	大寒氣	300°	丑

其餘稱為中氣，見下表。

二十四節氣對農業生產極為重要，民間編成易記的歌訣，如節氣歌「打春陽氣轉，雨水賞河邊，驚蟄烏鴉叫，春分立水乾，清明芒種麥，穀雨種大田，立夏禾苗壯，小滿雀來全……」等。

古籍中記錄了二十四節氣的形成與劃分方法，《淮南子·天文訓》曰：「日行一度，十五日為一節，以生二十四時之變，斗指子則冬至，音比黃鍾。黃鍾十一月也，鍾者

太極 八卦之源與健身養生

聚也，陽氣聚於黃泉之下也。」（註：這裡的「日行一度」
為地球在 360° 圓周軌跡上每天的位移之意，「日」理解為每
日，如「日行千里」「一日千里」的用法，非太陽之意。）

加十五日指癸則小寒，音比應鍾。應鍾十月也，陰應於
陽……萬物應時聚藏曰故應鍾。

加十五日指丑則大寒，音比無射。無射九月也，陰氣上
升，陽氣下降，萬物隨陽而藏……故曰無射。

加十五日指報德之維則越陰在地，故曰距日冬至四十六
日而立春，陽氣凍解，音比南呂。南呂八月也，……陽氣
內藏，陰呂於內。加十五日指寅，則雨水，音比夷則，夷
則七月也，夷傷則法也。加十五日指甲，則雷驚蟄，音比
林鍾，林鍾六月也。

加十五日指卯，中繩，故曰春分，則雷行，音比蕤賓，
五月也。

加十五日指乙，則清明，風至，音比仲呂，仲呂四月
也。

加十五日指辰，則穀雨，音比姑洗，三月也。

加十五日指常羊之維，則春分盡故曰有四十五日而立
夏，大風濟音比夾鍾，二月也。

加十五日指巳，則小滿，音比太蔟。正月也。

加十五日指丙，則芒種，音比大呂。十二月也。

加十五日則指午，陽氣極故曰有四十六日而夏至，音比
黃鍾。

加十五日指丁，則小暑，音比大呂。

加十五日指未，則大暑，音比太蔟。

加十五日指背陽之維，則夏分盡，故曰四十六日而立

秋，涼風至，音比夾鍾。

加十五日指申，則處暑，音比姑洗。

加十五日指庚，則白露降，音比仲呂。

加十五日指酉，中繩，故曰秋分，雷戒蟄蟲北鄉。音比
蕤賓。

加十五日指辛，則寒露，音比林鍾。

加十五日指戌，則霜降，音比夷則。

加十五日指蹄通之維，則秋分盡，故曰有四十六日而立
冬。草木必死，音比南呂。

加十五日指亥，則小雪，音比無射。

加十五日指壬，則大雪，音比應鍾。

　　註：《淮南子》也稱《淮南鴻烈》為漢高祖之孫淮南王劉
安（前179～前122）與門客蘇非、李尚、伍被等人合著，劉
安曾經有方術門客千人研究天文、地理、哲學、氣功、自然科
學、文學等。

　　這段文字中講述了七個問題：

　　1.地球運動軌跡為360°，由此劃分二十四節氣。

　　2.二十四節氣的起始為冬至，對照各個節氣的農時、
農事活動。「陽生於子陰生於午。陽生於子故十一月冬
至」。〔註：鄭玄《易緯·乾鑿圖》謂乾的初爻以11月為
「貞」（正）「左行，陽時」；坤的初爻以六月為「貞」
（正）「右行，陰時六」。乾坤「交治而錯行」，稱為「納
子」，即將冬11月作為一年的起點，將12時辰的夜半子時為
一天的起點〕

　　3.同時古代曆法中協調應用了陽曆與陰曆。

　　4.道出陽曆12月的起點，根據北斗星斗杓的方向位置

太極 八卦之源與健身養生

制定陰曆 12 個月份的大小。「斗杓為小歲，正月建寅，月從左行十二辰，咸池為太歲。二月建卯。」即後天八卦圖大周天原理。

5.道出古代的歲星紀年法，以太陽為中心，歲星（木星）轉一周地球為 12 周，一周＝一年＝一歲，「天維建元常以寅始起右徙，一歲而移十二歲而大周天，終而復始」。

6.道出一日的起點，「陽生於子，陰生於午」，「終而復始」即先天八卦圖小周天原理。

7.明確天十的含意，節氣在各個時期相對應的天干位置，「加十五日指甲……指乙、……指丙，……」

在《呂氏春秋・十二月紀》《周髀算經》中都記載了二十四節氣。明確二十四節氣。沈括（1031～1095）《夢溪筆談》記錄了二十四節氣，每年十二個月，大月 31 天，小月 30 天，大小月相間，二十四節氣分成二組。

古代還應用節氣風來測四季變化，應用到社會生活的各個方面。每個節氣約為 15 天，三個節氣 45 天使氣候風發生變化，以 45 平分周天 360°形成八節，也稱八風。

何謂八風？《淮南子・天文訓》曰：「距冬至日至四十五日條風至，條風至四十五日明庶風至；明庶風至四十五日清明風至，清明風至四十五日景風至；景風至四十五日涼風至，涼風至四十五日閶闔風至；閶闔風至四十五日不周風至，不周風至四十五日廣莫風至；條風至則出輕系去稽留，明庶風至則正封疆修田疇，清明風至則出弊帛使諸侯，景風至則爵有位，賞有功，涼風至則報地德，祀四郊，閶闔風至則收縣垂琴瑟不張，不周風至則修宮室寶繕

邊城，廣莫風至則閉關梁決刑罰。」

第九節　《易》之「天機」

一、天機何以不可泄

《易經》64 章取象於天地自然大道，是古代哲學精華，它是河洛圖原理的發展。孔子曰：「《易》之為書也，廣大悉備，有天道焉，有人道焉，有地道焉，兼三才而兩之，故六，六者非它也，三才之道也。」但是它的表現方法卻非常隱蔽，暗藏天機，這是為什麼？

孔子《繫辭傳下》曰：「《易》之興也，其於中古乎？作《易》者，其有憂患乎？」又曰：「《易經》之興也，其當殷之末世，周之盛德邪？當文王與紂王之事邪？是故其辭危，危者使平，易者使傾。其道甚大，百物不廢，懼以始終，其要無咎，此之謂易之道也。」

孔子在春秋晚期講的「中古」應大約為殷周之際，以一千年為古，中古應當在春秋前的 1000～2000 年前之間，據今約 3500～4500 多年前。

伏羲作八卦，八卦把宇宙的圓周運動表現出來。伏羲作六合，六合把宇宙的變化的起點制定出來。這樣中國最早的曆法出現了，它揭開了天體運動奧秘。伏羲的科學發明加快了社會的進步，道德成為治國之本。因此，中華民族歷史開始了，秦漢以前的古籍中都以伏羲治天下為中華民族開始。

伏羲之後，經歷數百年～數千年後，出現了青銅器，

太極　八卦之源與健身養生

加快了社會文明，但戰亂也開始，「黃帝勝四帝」後，國家再次統一，於是出現「始作制度」。

《莊子‧天運》曰「黃帝之治天下，使民心一，民有其親，死而不哭」（《白虎通‧號篇》）。《通典‧食貨》曰：「經土設井，以塞爭端，立步為畝，以防不足。」（《國語‧魯語》）

又經歷約 3000 年，秦始皇（前 259～前 209）用軍事統一了六國，自稱始皇帝。為了維護封建統治，「焚書坑儒」，封殺各種思想的傳播，實行愚民政策。

然而上古時期的哲學，闡述了宇宙原理，它的精華，早已深入人心，因此從遠古時代起，就有不承認「真龍天子」「天皇」之類的人物存在，也不願被愚弄。為爭取自由、平等，反對暴政專制的鬥爭從沒有停止過。

五行八卦哲學思想最能瓦解封建統治，公開它可能帶來株連九族，滿門抄斬的「滔天之罪」，「天機不可泄露」就是由此而來。然而，科學的進步，哲學的開明，對意識形態起到摧枯拉朽的作用，總是加速腐朽東西崩潰。封建統治者就要封鎖進步思想的傳播，限制言論的自由，施行愚民政策，文字獄就是維護封建統治的產物。

儘管封建統治者一直壓制哲學真理的傳播，但是河洛圖的哲學卻始終在山野中以各種形式傳承著。為了免受迫害，有關河洛圖的文獻都使用暗語，一般人都感到很神秘，無法破譯。

明代隱居在萬縣虬溪山中的來知德（1525～1604）破譯了河洛圖，於明萬曆年（1599 年）完成《周易集注》，作九九方圖和九九圓數圖，表現天地之道動靜之理。

151

意大利物理學家、天文學家伽利略（1564～1642）經過觀察天體，得到一系列的科學發現，因而支持哥白尼的日心說，這樣也洩漏了天機，所以 1633 年也遭到羅馬教廷聖職部判罪而被管制，波蘭的天文學家哥白尼（1473～1543）的日心說將自然科學從神學中解放出來，但是迫於宗教勢力，日心說的著作《天旋論》也是 1543 年他死後才發表。可知在 300 年前的西方也是一樣。

　　日本古代，大量接受中國的文化與科學，但是，到了近代，統治者卻嚴密控制了中國古代天文學原理與哲學的傳播，而伽利略的天文學也在近代「鎖國政策」愚民術中，被有效控制了傳播範圍。

　　這樣原本單純善良的島國百姓，視野被遮掩，而到「明治維新」，政府則利用了這種島國地理狹隘、百姓單純的客觀條件，實行絕對效忠天皇的宗教化政治，百姓把太陽與天皇聯繫到一起，惟命是從。這種畸形發展，使日本步步走向危險的深淵而難以自拔，最終假借天皇的名義發動「聖戰」，釀成人間最大的悲劇，帶給整個亞洲和世界一場浩劫，也幾乎毀掉日本民族。

　　人類的一切悲劇都是由於失去哲學而產生的，政治化了的宗教，與宗教化了的政治，帶給人類永遠是戰爭，永遠是災難。歷史證明，普通而單純的百姓，如果不懂哲學，最容易被政治家的陰謀欺騙，而災難最終還是由老百姓承擔。

二、人類最早的「電腦」鍵盤

　　八卦可以把一切都包括進去，它可以表達一切。宇

太極 八卦之源與健身養生

宙、自然、萬事萬物都可以通過它的變化來記錄。

　　孔子在《繫辭傳》中指出「古者伏羲之王天下也，……於是始作八卦，以通神明之德，以類萬物之情」。它說明八卦由伏羲首創。但是，孔子仍然覺得僅僅如此還不夠，它又作了專著《說卦傳》，論述八卦的符號以及八卦與數理的關係。

　　孔子在《說卦傳》中曰：「昔者聖人作《易》也，幽贊於神明而生蓍，參天兩地而倚數，觀變於陰陽而立卦，發揮於剛柔而生爻，和順於道德而理於義，窮理盡性以至於命。」「昔者聖人作《易》也，將以順性命之理，是以立天之道，曰陰與陽，立地之道，曰柔與剛，立人之道，曰仁與義，兼三才而兩之，故曰《易》六畫而成卦，分陰分陽，迭用柔剛，故《易》六位而成章。天地定位，山澤通氣，雷風相薄，水火不相射，八卦相錯，數往者順，知來者逆，是故《易》逆數也。」

　　孔子說，古時代，聖人作了一本書叫《易》，是因為他們暗自慶幸和贊美得到了一種能夠神明天地變化之理的東西，這就是用一根蓍草演示宇宙變化的方法，這個方法很簡單，隨便找一根蓍草，把它折成「——」、「－－」樣子，稱其為陰陽符號，由它的不同組合，可以代替數字〇一二三四五六七八九十，它的變化也可以代替各種數字，也可以代表各種事物、不同方位等，八卦符號由此蓍草啟發作成。方塊字時代把它讀成乾（乾由三個「——」連續而成讀成「乾三連」，坤由六個「－－」而成讀成「坤六斷」），坎、艮、震、巽、離、坤、兌等等，自然也可以將其排列成丹書原理圖的數陣。

「參天兩地」的「參天」用字極精，奧秘極深。「參」字代表二十八宿中參宿，為天的起點，「乾」（即北斗七星的柄指向北極星，勺端指向西北方位時開始的位置，北斗七星作周天運動，柄端指向天軸北極星，勺端有規律地指向二十八宿，根據其勺的方位就可確認一年四季的節氣），「兩地」之「兩」字代表地球陰陽變化，「天」即「天干」之意，用奇數一三五七九表現，「地」即「地支」之意，用二四六八十表現其規律。

　　《易》是闡述天地日月之道、剛柔變化之德的文章，大宇宙的天理與小宇宙的性命之道盡在其中。「後天八卦圖」是「盤古」之數，即丹書原理圖的運用產物，根據三五七九與二四六八的位置變化而產生卦。蓍草的長短組合而產生陰陽組合稱「爻」，「一」在八卦圖中位於軸心是和順之數，代表宇宙構成與運動的中心，下面講卦六畫的原因，是由於每組數都用三個蓍草表示，每兩組組合而成一卦。八卦圖的中心數為「一」，奇偶之數陰陽定位產生的順序，是左二四六八，右為三五七九，形成乾坎艮震巽離坤兌即四正與四隅方位稱八卦。

　　後天八卦方位圖中，即丹書原理圖數陣中數與數位置變化而產生了六十四組組合數。這就是《易》的排列方法（圖C21）。「逆數」就是指改變了原來的順序產生的組合數。

　　「丹書」數陣表明，只要以「一」為中心，就可以「四（極）通八（方）達」。而周圍的二三四五六七八九變化就可以形成多種十二律排列的數陣。十二代表宇宙變化，稱為太極之數，這些變化的方法揭示了天地萬物的變

太極 八卦之源與健身養生

化規律，但是「缺一不可」「有一才有二」。漢語口語中由「一」定性的詞均與此有關，如：「一直」「一切」「一連串」「一貫」等都是由丹書圖中的「一」的特徵以及丹書圖的用法演變而來。

《易經》64篇編碼方法數字排列組合示意

九九（乾卦） 九八 九七 九六 九五 九四 九三 九二

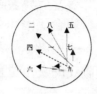

八九 八八（離卦） 八七 八六 八五 八四 八三 八二

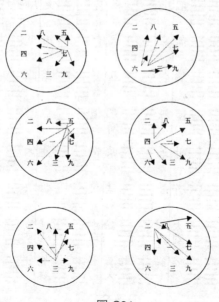

圖 C21

七九七八七七（兌卦）七六七五七四七三七二
六九六八六七六六（艮卦）六五六四六三六二
五九五八五七五六五五（坤卦）五四五三五二
四九四八四七四六四五四四（震卦）四三四二
三九三八三七三六三五三四三三（坎卦）三二
二九二八二七二六二五二四二三二二（巽卦）

　　《易經》作者依此數編碼排了六十四卦，由於爻是由六組不同的蓍草「－－」「－－」組合，因此可以形成三百八十四爻。在《易經》中，「－－」代表陽數讀九，「－－」代表陰數讀六。根據陰陽爻的上下位置，下邊起讀初，上邊起讀上。

　　附圖 C22、圖 C23：《易經》六十四卦的陰陽畫法。

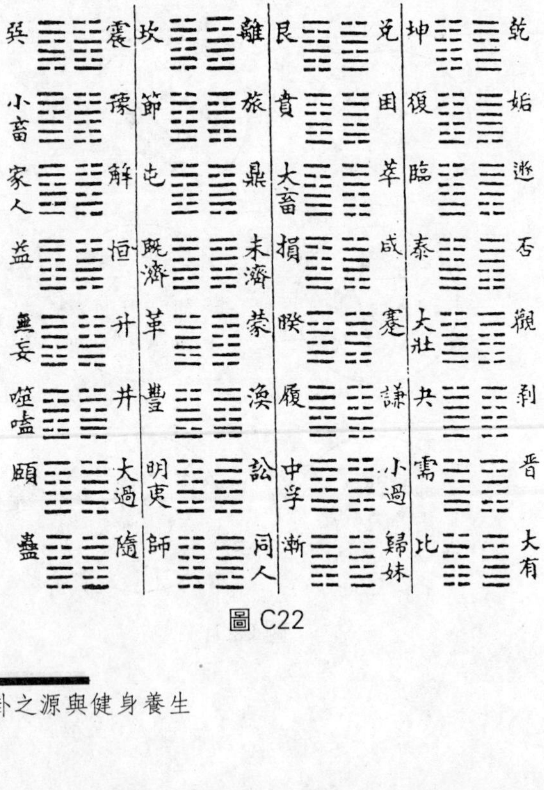

巽	震	坎	離	艮	兌	坤	乾
小畜	瑑	節	旅	賁	困	復	姤
家人	解	屯	鼎	大畜	萃	臨	遯
益	恒	既濟	未濟	損	咸	泰	否
無妄	升	革	蒙	睽	蹇	大壯	觀
噬嗑	井	豐	渙	履	謙	夬	剝
頤	大過	明夷	訟	中孚	小過	需	晉
蠱	隨	師	同人	漸	歸妹	比	大有

圖 C22

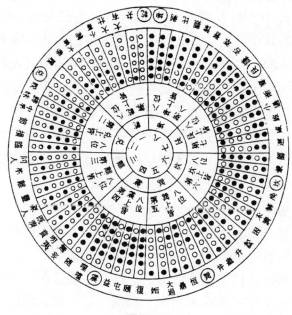

圖 C23

附圖 C24：產生十二律數陣的排列方法例。

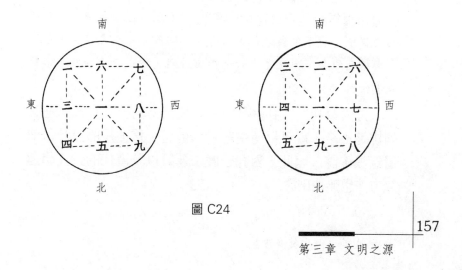

圖 C24

《易經》編碼方法以及《說卦傳》的論述可知，河洛圖的口訣中「戴九履一，二四為肩，左三右七，六八為足」等數字是在八卦符號發明之前出現的，並非後人編寫添加上去的。它與河洛圖數陣表現的陰陽圖像是人類文明的見證，它說明丹書原理圖之數的運用，以及以陰陽黑白方法表現的宇宙運動道理是繼承了更加久遠的文明。到了伏羲時代，伏羲用一根蓍草折成 ━━、━ ━，就把古代文化中的數理、象理、道理展現出來，這樣就將更加久遠的天文學、數學、哲學文化遺產傳承下來。

　　這可謂是一個偉大而又平凡的發明，然而歷史就是這樣，一件平常之事可以改變人類的命運。偉大的科學往往都是在偶然之間或小小的發現中獲得的。

　　八卦盤古代稱為「道器」，或「演道之術」，數的變化奧妙在盤中可以演示出來，因此，它堪稱人數最原始的演示宇宙變化規律的工具。

　　《易經》用數的組合成六十四章（卦），又利用 ━━ 與 ━ ━ 的陰陽排列變化形成 384 段（爻）文章，因此，八卦盤可稱得上是現代電腦的鼻祖。（註：在《易經》排列編碼過程中，一不參與排列，只有二三四五六七八九這八個數字參與排列組合，因此產生六十四組排列，變成六十四章，俗稱六十四卦。）

　　古人還利用八卦盤發明了一種天文對位計算尺，把數列排進去後，就可以產生結果，但是，這種尺的設計目前還無法破譯，因此，對孔子曆法運算以及漢代的天文學運算方法也無法破譯。

太極 八卦之源與健身養生

三、《易》與天體

頭頂為天，足履為地，古人用一代表宇宙，又用二劃分天地，洛圖口訣稱「戴九履一」。《易經》有「乾」、「坤」兩篇對宇宙運化作了高度概括。

「乾」文是對天體運動規律的概括，「乾」字象形取意，左右結構，左邊由「+」、「日」與「十」構成，上面的「+」代表星宿的四正方位，「日」代表天體五行的周天之象，「十」代表天干之數，右邊代表氣的變化，有地支之意。

乾，元亨利貞。

譯文：問鼎天元，探求宇宙為人間正道。

初九，潛龍勿用。

譯文：宇宙、自然、萬物在氣的狀態下，無為而無不為。

九二，見龍在田，利見大人。

譯文：研究天體，星宿變化，理應向明白人求教。「田」即九野之天的代稱，龍即星宿。

九三，君子終日乾乾，夕惕若、厲無咎。

譯文：有涵養、修為之人，終日觀測天象，從夕陽落下開始，非常辛苦，非常人能夠理解的。

九四，或躍在淵，無咎。

譯文：由於天氣的變化，星象觀察有時清晰如龍躍，有時渾濁如龍潛藏，貴在持之以恆。

九五，飛龍在天，利見大人。

譯文：當星宿清晰之時最好請教名人指點迷津。

上九，亢龍有悔。

譯文：星群在變化著。

用九，見群龍無首，吉。

譯文：如果能見到星宿周天運動，那是大吉。「群龍」是星球運行。「無首」指圓周軌跡。

（參見古銅鏡圖案和青銅器的龜盤與龍盤及古代天文圖）

「乾」文包涵了宇宙上、中、下三盤，因此「潛龍」「飛龍」「亢龍」「群龍」代表了不同範疇的「天」，與之對應的「田」「天」「淵」是不同空間，形成一幅立地望天，天中有地，地中有天的宇宙圖畫。孔子曰：「大哉乾元，萬物資始，乃統天。雲行雨施，品物流形，大明終始，六位時成，時乘六龍以御天。乾道變化，各正性命，保合太和，乃利貞，首出庶物，萬國咸寧。」這裡的天指星宿，六位時成，「時乘六龍以御天」一句，即指表現天體變化的天干、地支、二十四節氣、陰曆、陽曆及一日之中的四時之變。

「坤」文是對地球運動規律的概括。

「坤」，字象形取意由土與申構成，「土」代表地球，「申」代表地軸的運動。

坤，元亨，利牝馬之貞。君子有攸往，先迷後得，主利。西南得朋，東北喪朋，安吉貞。

譯文：地球就像一匹能耕能種能生能育的牝馬，又像君子有大為。地球的運動如同迷馬一樣，在太陽系中也有其主。從洛圖中可知，西南之數為二，為最小的偶數，像找朋友依次增多。東北之數為八，為最大的偶數，再也找不到更大的偶數十，如問其理，吉。牝馬、主、朋也是河

圖源流的記錄，河圖繪在馬背上。共宗、朋、友、宗、道、守，是河圖口訣字眼的沿用。

初六，履霜，堅冰至。

地球運動的軌跡經由二十四節氣曆可知，以冬至為起點，中國的北方冬至時冰雪封河。

六二，直方大，不習無不利。

譯文：「直方大」是說河圖圖像，河圖與洛圖內藏深奧的道理。不習，就不知、就不利。

六三，含章可貞，或從王事，無成有終。

譯文：五行八卦大有文章，包含著宇宙奧秘，運用它即可處理國家大事，即使不能取得功名，終結也是圓滿的。

六四，括囊，括囊無咎，慎不容也。

譯文：河洛圖囊括了宇宙結構與變化之道，五行六合之理。

六五，黃裳，元吉。

譯文：黃在金木水火土五行中的五色之中心，暗示五行八卦圖的中央戊己土，即北極星、北斗七星和地球，它是宇宙的象徵。在這裡指地球，地球披上衣裳，指冬去春來二十四節氣變化。

上六，龍戰於野，其血玄黃。

譯文：伴隨地球的有日月星辰。龍即地球，血為太陽光，黃為月光。古代天文圖用赤道、黃道把地球運動奧秘表現出來。

用六、利永貞。

譯文：掌握宇宙原理，永遠有利。

「坤」文通過「履」「直」「大」「方」「冰」「黃」「野」「裳」「血」「黃」把地球在宇宙中的位置、空間、四季變化特徵，以及與日月的關係刻畫出來。

《易經》還記錄了對太陽與北斗七星的觀測，下面我們由「離」卦與「鼎」卦的研究就可以了解到這點。

離，利貞，亨，畜牝牛，吉。

根據陽光的變化研究氣象，如果陽光溫和如小牝牛那樣，好天。離為火，中虛，初九，履錯然，敬之無咎。

光線照在地球之上，錯綜複雜，只要多加小心就不會有問題。

六二，黃離，元吉。

太陽光淡呈現黃色，這是好天。

九三，日昃之離，不鼓缶而歌，則大耋之嗟，凶。

太陽偏西了，突然天氣暖和起來，如同沒有鼓樂而起舞高歌，又像一個耄耋老人發出的嗟嘆一樣，這樣的天氣必然有雨。

九四，突如其來如，焚如，死如，棄如。

太陽光有時突如其來，焦熱如火焚，昏暗如死灰，有時消失無蹤。

六五，出涕沱若，戚嗟若，吉。

這樣的天氣會大雨滂沱，可以解除旱象。

上九，王用出征，有嘉，折首，獲匪其丑，無咎。

國家的頭領善於利用天時、地利、人和，行軍作戰則必勝無疑。

離，代表日月之光能，孔子曰：離，麗也，日月麗乎天，百穀草木麗乎上，重明以麗乎正，乃化成天下，柔麗

乎中正，故亨，是以畜，牝牛吉也。

鼎，元吉亨，

問鼎，順天時，萬事吉。

初六，鼎顛趾，利出否。得妾以其子，無咎。

行雲如顛足顛行，天會變晴。星斗滿天如攜妾帶子一樣清晰可見，好天。

九二，鼎有實，我仇有疾，不我能即，吉。

星星布滿天之時，經常觀天會治癒各種疾病，帶來意想不到的結果。

九三，鼎耳革，其行塞。雉膏不食。方雨，虧悔，終吉。

天空寂靜，悶悶無聲，雲層不動如雞雉不吃食一樣，有雨，而且是陣雨轉晴。

九四，鼎折足，覆公餗，其形渥，凶。

雲層翻滾，大有傾盆而出之勢，形狀渥濁，要變天，大雨將臨。

六五，鼎黃耳，金鉉，利貞。

小月彎彎，夜空如掛金綴銀，這樣晴朗的天氣最有利於觀測星宿。

上九，鼎玉鉉，大吉，無不利。

看見天心的北斗七星光銀透亮美妙極了，晴空萬里。可以出海遠航或郊遊。

第十節　古人論宇宙

《易經》用六十四篇解釋天地萬物之理，從乾卦開始

到末濟卦結尾，末濟卦表明對天地的認識仍然沒有完結。

老子曰：「道生一、一生二、二生三、三生萬物。」「一」即宇宙混沌之一氣，「二」即陰陽變化，「三」即三才，宇宙能源的綜合所指。

孔子的《序卦傳》解釋曰：「有天地，然後萬物生焉，盈天地之間者惟萬物，故受之以屯，屯者盈也，屯者物之始生也。」「屯」同「沌」即原始狀態下的混沌之氣，而形成天地萬物。

淮南王（公元前198～前174）等著《淮南子·天文訓》中曰：「天墜未形，馮馮翼翼，洞洞濁濁故曰太昭。道始於虛霩，虛霩生宇宙，宇宙生氣，氣有涯垠。清陽者薄靡而為天，重濁者凝滯而為地。清妙之合專易，重濁之凝竭難。故天先成，而地後定，天地之襲精為陰陽，陰陽之專精為四時，四時之散精為萬物，積陽之熱氣生火，火氣之精者為日，積陰之寒氣為水，水氣之精者為月，日月之淫為精者為星辰，天受日月星辰，地受水潦塵埃（道出一氣生天地，天地含一氣，一氣育萬物，萬物有陰陽）。」

昔者共工與顓頊爭為帝，怒而觸不周之山，天柱折，地維絕，天傾西北，故日月星辰移焉，地不滿東南，故水潦塵埃歸焉（道出天體宇宙在運動變化之理）。天道曰圓地道曰方，方者主幽，圓者主明（道出銅鏡圖紋中的宇宙變化之理）。明者吐氣者也，是故火曰外景；幽者含氣者也，是故水曰內景。吐氣者施，含氣者化，是故陽施陰化。天之偏氣，怒者為風，地之含氣，合者為雨，陰陽相薄感而為雷，激而為霆，亂而為霧，陽氣勝則散為雨露，陰氣勝則凝為霜雪，毛羽者飛行之類也，故屬於陽，介鱗

者蟄伏之類也，故屬於陰（道出受到太陽影響，地球上產生氣象變化原因）。

日者陽之主也，是故春夏則群獸除，日至而麋鹿解；月者陰之宗也，是以月虛而魚腦流，死月而蠃蠪膲。火上蕁，水下流。故鳥飛而高，魚動而下，物類相動，本標相應，故陽燧見日，則燃而為火，方諸見月，則津而為水。虎嘯蠱而風至，龍舉而景雲屬，麒麟逗而日月食，鯨魚死而彗星出，蠶珥絲而商弦絕，賁星墜而勃海決。（道出宇宙之間的生物與動物受到星球運動的影響）……」

遠古時期對天地的認識非常自然純樸，神話傳播記錄了大量的歷史。

三國時期吳（222～280）人徐整開始用神話的形式記錄了河洛圖的數理，在《三王曆記》中曰：「天地混沌如雞子，盤古生其中，萬八千歲，天地開闢，陽清為天，陰濁為地，盤古在其中，一日九變，神於天，聖於地，天日高一丈，地日厚一丈，如此萬八千歲，地數極深，盤古極長，後乃三皇。數起於一，立於三，成於五，盛於七，處於九，故天去地九萬里。」它說明「盤古開天」神話源於洛圖之數中體現的宇宙運動原理。

明代周遊形象地記錄天地形成過程，《開闢衍繹》曰：「盤古將身一伸，天既漸高，地遍墜下，而天地更有相連者，左手執鑿，右手持斧，或以斧劈，或以鑿開，自是神力，久而久之，天地乃分，二氣升降，清者上升為天，濁者為地，自此混沌開矣。」

「盤古」喻宇宙的原始混元能量，這種能量分解過程中出現了日月星辰，所以二儀一詞原指天體宇宙的上下方

位，是天地的代稱。

我們由前面這些內容，可以明白古人以數理來闡述天道，使我們能夠清晰地看到了一幅宇宙結構與變化圖。我們再將這些數理略作小結，就更加一目了然了。

○－宇宙本能處於混沌之態，也稱無極。同時表示星球的周天運動軌跡。

一理－氣的運動形成統一的宇宙，也稱太極。

二儀－天地運動過程中氣的變化規律，一陰一陽。

三才－宇宙間存在的基本物質與三個空間範疇，以天、地、人為代表。

四象－宇宙運動規律與空間範圍，上盤為玄武、青龍、朱雀、白虎。

五行－宇宙之氣的成分，即以金木水火土代表物質陰陽轉化規律。天體五行，指以北極五星為中心的宇宙運動，北極五行也稱天軸由此觀測天體。宇宙以此為軸產生的統一運動。五行又分內五行與外五行。內五行即先天物質成分，外五行即後天演化規律由此產生天干學說。

六合－宇宙空間的無限性和時間起點（伏羲用六個大圓周表現宇宙運動的規律）。空間為上、下、左、右、前、後，也稱六博，時間對應有十二地支。

七星－地球節氣變化的參照物北斗七星，在上盤中對應四象，因此七星也稱天心。天心在動，天地一氣相連，地也在動，由此產生八卦學說。

八卦－天地運動輪廓線。天之八卦，即以北極星為中心的二十八宿稱內八卦，以二十八宿為中心展開的宇宙稱外八卦，內外八卦把宇宙空間範圍不斷連結。古代的天文圖以此

劃分周天運動軌道，即內規與外規。地球周天運動變化謂之活八卦或八風、八節。在地面上畫八個空間方位，謂之定八卦以確定地理方位。

九宮—天的區域劃分星空謂之九野，空中有九星遊蕩，地球有九窟水下噴出稱九泉，河水奔流形成九州，澆灌大地稱九地。人體下丹田有「九竅」連結內氣。

十天干—天的主體，太陽系結構十星，天地自然人類形成的十大步驟。

十二地支—地球的運動規律、時光流動的計測。

十五節—地球氣候與月球輪迴周期。

圖 C25 和下表可以進一步反映這些數理的內在關係。

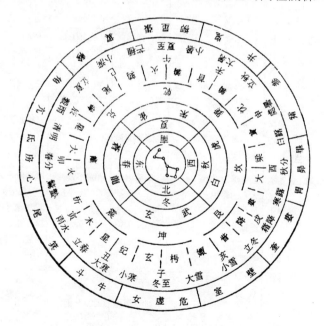

圖 C25　先天八卦時位星宿圖

河洛數理與宇宙原理關係表

河洛圖	範疇	河洛圖宇宙原理	科學發明	聖人錄	記載文獻
宇宙衍化程序	物質世界	一理兩儀 三才四象 五行六合 七星八卦 九宮十(天干) 十二(地支)	龍馬魚圖 神龜圖	道家 道家	道傳 孔子《繫辭傳》 《洛神賦》曹植
無極生太極	北極五星	氣→● ○ 陰 陽	先天八卦圖 後天八卦圖	伏羲(上古) 大禹(4500 年)	道傳 道傳
太極生兩儀	上 下	氣→天 地	陰陽六合 九九之數	伏羲(上古)	《管子》2600 年前
兩儀生三才	上 中 下	氣→日 月 星 銀河系太陽系地球	鑽燧火 農耕	黃帝(5600 前) 燧人氏(上古) 農神(上古)	《管子》 《韓非子》 《孟子》《莊子》《管子》
三才生四象	四極 四季 四時 ⊕	青龍白虎朱雀玄武 (28 星宿) 春夏秋冬(72 候) 東南西北門(12 時辰)	司南 (羅盤針) 聚光銅鏡	道家 道家	《管子》 《韓非子》 《考古》殷商時期
四象生五行	金木水火土的變化◎	五行學說涵義 天心的學說 日心學說 地動學說 相對論學說 物理化學數學	硫礦火藥 火箭 氣功 中醫 武術	馮儀升岳儀 道、佛、民間	《准南子》 (～前 150 年) 孫思邈《丹經》 《九國誌》 《武經總要》
五行生六合	空間 時間 變化	上下左右前後 天干地支 年月日節氣	天文圖 地球模型	大橈(上古) (2200 年前) 伏羲	<考古> <呂氏春秋> 民俗

太極 八卦之源與健身養生

河洛圖	範疇	河洛圖宇宙原理	科學發明	聖人錄	記載文獻
六合生七星	太空虛體 ★	上盤 北斗七星(精) 中盤 金木水火土日月七星(氣) 下盤 七竅(神)	地動儀 航海圖	張衡 (公元132年)	《後漢書》
七星生八卦	乾坤	天盤(精) 二十八星宿 地盤(地) 二十四節氣 人盤(神) 十二時辰	數學 羅盤 曆法 印刷術	道家 容成5000年前 畢昇(1061年前)	《考古》1997. 1～10 《淮南子》《夢溪筆談》
八卦生九宮	太陽系	天干、太陽系10大星	鑒、盤、銅鏡、渾天儀	道家(3000年前) 道家(2500年前) 張衡公元111年	青銅器時代 《道藏》《大藏經》
九宮生十天	天地	甲乙丙丁戊已庚辛壬癸	陽曆(公轉)	(5000年前)	《呂氏春秋》
(干)生十二	日月	子丑寅卯辰巳午未申酉戌亥	占月 陰曆	尚儀(5000年前)	《呂氏春秋》
十二生輪(地支)：	地球	即光線移動變化的時間	占時(自轉)	上古	
(12律)	道 宇宙 生命 的規律 與法則	天道甲子 陰陽曆法 天干；10星、 地支；十二年輪 農家曆；二十四節氣 光輪15分鐘為一刻	氣象 觀天 航海 日常生活		河洛圖問世 中華文明見證

太極 八卦之源與健身養生

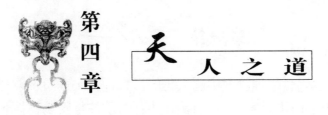

第四章　天 人 之 道

　　老子曰：「天地不仁，以萬物為芻狗；聖人不仁，以百姓為芻狗。」「天道無親，恆與善人。」道教人物八仙之一的呂洞賓云：「天地視人如浮蝣，大道視天亦泡影。」孔子曰：「無為而成是天道也。」

　　天無尊卑，人無貴賤。天地無為、無慾、無心、無思、無慮、無憂、無惱、無憎、無愛、無悲、無怨。正因為如此，人類在天地之中，顯得非常的弱小。當疾病、災難發生時，叫天不應，喊地不靈。

　　其實，決定人類命運的不是天地，而是人類自己。真正能夠幫助人類的，只有人類自己。人之間需要愛與溫暖、友情與友誼、正義與友善、智慧與力量、慈悲與和善……在中國的文化、藝術，甚至在武術技擊的生死較量中，也體現出善與美、慈與悲、仁與愛、讓與容、大與博、謙與虛、敬與尊。中國傳統氣功武術文化符合自然的法則，由武術運動可達到全身心的自我昇華。

　　聽天由命、無所作為的「無為」，是對道家思想的誤解。道家揭示宇宙的真理，是為了「竊天地之機役使萬物」，造福人類，他們實踐後，提出了「我命在我不在天」的口號，同時給人類留下了許多修性養命的理論依據

和實踐方法。

第一節　天人合一

　　陰陽哲學理論對中國文化的影響極深，武術、氣功、醫學離不開陰陽，連古詩韻律中都特別注重陰陽轉換，律詩在陰陽頓挫中求氣勢，在氣勢之中求平衡，讀起來心情舒暢。這也是曹植、李白的詩文朗朗上口，令人回味無窮的一個重要原因。

　　古人用☯表示氣的運動規律。人體內氣離不開陰陽平衡，人體五臟六腑內的衛氣、營氣、宗氣等經過體內的交替反覆運動昇華後，留在體內的為真氣，排除體外的為濁氣。真氣進入大腦，給大腦提供足夠的營養，使大腦發揮正常功能。真氣承擔清除雜氣，排除病氣，改善大腦工作環境的重任，又能疏通心血管，為身體的其他器官輸送能源。

　　人體小宇宙需要外部的能量補充才能保持正常運轉，能量補充形式多樣，正常人以飲食為主，由胃腸對食物進行加工（有些病人需要輸液代之），古代修煉之人靠食氣辟穀等手段，這個高效率的氣補方法，常人難能達到，而氣功是食補與氣補結合兼用，亦凡亦仙。

　　氣功採用依靠自身的本能，透過元神極度冷靜調節，使體內固有的內氣五行運轉，內氣昇華成為生命所需要的真氣，即內能，這種生命內能在一定條件下與宇宙自然能實現相互交融、相互轉化，達到人與自然、人與宇宙的統一，這樣就可以利用宇宙自然的能量，添補自身的損耗，

太極 八卦之源與健身養生

從而達到延長壽命的效果。

氣功改變了常人那種單一的汲取營養的習慣方式與方法，把由鼻、口、肺吸收空氣，脾胃消化食物、吸收營養維持生命方式，轉變成靠毛孔、穴道，經過經絡、脈絡貫通的形式，將能量採入人體，改變普通的胃腸加工食物的本能，而成為加工真氣的機能；從一般被動地對周圍大氣的吸收，轉化為有選擇地，對精華之氣的重點採納。這樣，就把普通人靠血液循環促進新陳代謝的生命活動過程，提高為人與宇宙、自然界間的能量流通與交換程序。這種氣的能量交換與運動程序，使人類與自然宇宙走向真正的統一。就像交通指揮信號燈代替人工指揮交通系統一樣，它可以形成一種穩定的交換程序，減少人力、物力，讓人類獲得更多的益處。

氣的運動遵循周天規律，大宇宙天體與小宇宙人體之間，都會產生這種周天運動，周天運動調節了生命與自然界的平衡，培養了萬物與生命。

氣的統一性產生巨大的能量，統一性是一切力量與能量的源泉，是無形的力量，它使一切事物走向完美。

宇宙的清靈之氣與人體內部的真元之氣，如同礦泉水與河水一樣，具有同樣的性質，人體內部的真氣達到混元狀態時，就會感受到宇宙的靈氣，小宇宙的「身」融入大宇宙的「體」之中，兩者合為一者，天人合一，氣就可以相互交融、調節，人體就可以自然得到外部自然界能量補充。通過調節自身小宇宙之氣與外部大宇宙天地的清靈之氣，是達到長壽養命的健身方法。

道家摸索出一套靠修煉真元之氣獲得長壽的辦法，自

上古開始傳承下來，經過這種修煉，人可以獲得極大的宇宙自然之清靈之氣，使自身的真氣充足，邪氣難以侵入，故不易得病、不損內能而獲得長壽。它是「我命在我不在天」的豪言的依據。

《易經》中需卦還記錄了修煉要訣：

需，有孚，光亨，貞吉，利涉大川。

譯文：需，長壽之道有益人生，如陽光初照，明白內中道理是大吉之事。讀萬卷書，行萬里路，會有體會。

初九，需於郊，利用恆，無咎。

養生之道就像到郊外安靜之處散步，持之以恆，有益無害。

九二，需於沙，小有言，終吉。

經過修煉，就會有收穫，好比找到沙灘，水源就會出現。

九三，需於泥，致寇至。

有了收穫，不要有雜念或貪慾，否則不能自拔，會引來麻煩。

六四，需於血，出自穴。

一切都是出自自然，就像身體的血液流動一樣，氣的源流來自於氣穴。

九五，需於酒食，貞吉。

練功就像餓了要飲食一樣，不懂就問，會有收穫。

上六，入於穴，有不速之客三人來，敬之終吉。

氣穴暢通時，精氣神會有大變化，有時出現一些異常反應，只要靜而待之，不驚不慌，最後會有好結果的。

可見，仙道的歷史久遠。古人認為練養結合，使生命

合於自然法則，則人類可以延長壽命。

第二節　數中氣運

氣運從○向☯過渡，這個變化產生宇宙與生命，其衍化過程無盡無休，複雜微妙，但本質是五行之氣循環往復，周而復始。陰陽五行運動與八卦周天規律，表達出這種運動的內在聯繫。在伏羲六合中，確立了周天360°與起點0°，下一步就是氣運行的方向軌跡，「一」作為最基本的數，放在自然數首位，代表氣，那麼「一」在哪裡開始？走向哪裡？則是氣功的關鍵。

葛洪《抱朴子》云：「吾聞之於先師曰：一在北極大淵之中（北極五星之一），前有明堂（北極五星中的帝），後有絳宮，巍巍華蓋，金樓穹隆（太子北斗七星），左罡右魁，激波揚空，玄芝被崖，朱草蒙瓏，白玉嵯峨，日月垂光（星宿與日月），歷火過水（水代表陰，火代表陽，陰陽兩氣交感而生能），經玄涉黃（天地變化過程）。城闕交錯，帷帳琳琅，龍虎列衛（二十八星宿的直觀表現，即四象，參考古代天文圖），神人在旁（指氣功修煉的超脫境界，凝神煉氣之法），不施不與，一安其所，不遲不疾，一安其失（即修煉時注意事項，勿急勿躁）。能遐能豫，一乃不去（即寧靜致遠、安逸的心境），守一存真，乃能通神（即氣的修煉到一定程度必然能夠養神修性）。少慾約食，一乃留息（意為飲食恰到好處，有利於氣的修煉）。白刃臨頸、思一得生。知一不難，難在於終。守之不失，可以無窮。陸避惡獸，水卻蛟

龍，不畏魍魎、挾毒之蟲，鬼不敢近，刃不敢中（喻真氣充足，可以避邪氣侵入體內，而增進健康，抵抗疾病）。此真一之大略也（真氣修煉的途徑）。故《仙經》曰：子欲長生，當一守明，思一至饑，一與之糧，思一至渴，一與之漿（氣功修煉到一定程度時，身體有很多反應，如分泌液增，產生瓊漿玉液。」

魏伯陽《參同契》曰：「……修之不輟休，庶氣雲雨行，淫淫若春澤，液液像解冰，從頭流達足，究竟復上升，往來洞無極」）。一有姓字服色，男長九分，女長六分（氣的變化陰陽交替，《周易》中用九代表陽爻，用六代表陰爻，男為乾，女為坤，代表陰陽變化），或在臍下二寸四分下丹田中，或在心下絳宮金闕中丹田也，或在人兩眉間，行一寸為名堂，二寸為洞房，三寸為上丹田也（即氣在三丹中往來）。此乃道家所重，世世歃血，口傳其姓名耳（氣功之法歷來秘傳，或用隱語代之）。一能成陰生陽，推步寒暑，春得一以發，夏得一以長，秋得一以收，冬得一以藏。其大不可以六合階，其小不可以毫芒比也（氣無處不有、無形無象）。

老子《道德經》曰：「道生一、一生二、二生三、三生萬物。萬物負陰而抱陽，沖氣以為和。」即指一氣變化之意，所以一無處不在，無處不有。故老子又說：「昔之得一者，天得一以清，地得一以寧，神得一以靈，穀得一以盈，萬物得一以生，侯王得一以天下貞。」

吞氣與吐氣，一陰一陽，結合發聲可以調節人體內氣平衡，有利於疏通經絡，提高健康水平。

漢語中的一二三四五六七八九十發音是古人經過篩選

的，發聲之中有自然的氣功效果。奇數一三五七九發音時自然而然產生吸氣、提氣，通過 1357，3357，3579，5579，9999 的發音而提起內氣，進而震動大小周天經絡，這種氣功健康方法，百益而無一害。

朗讀 13579 同時等於吸取了宇宙的金木水火土混元之氣，達到五氣朝元的目的。特別是「一」的發音「噫」，深長有利於起到疏理肝氣作用，而肝有造血、藏血、明目的功能，直接影響到神經系統與人的精神狀態，所以「1」的發音是非常有利於健康的。那些肝功能不良或過度疲憊、身體有疾病的人，只要經常發「噫」的音，就會得到改善（京劇演員很少有患肝病的就是這個道理）。這些看起來簡單的秘法，在道教中流傳著（註：道教當中既有遠古時代的宗教，又有遠古時代生命科學秘密藏在其中，因而可以說道教不完全是宗教，而道家只講科學與哲學，卻不講宗教，這又是道家區別道教之處）。

第三節　元神與識神

元神與識神的意義與分工不同，元神致虛養性，識神致實養命。元神負責的是目之不可見的超宏觀或超微觀的領域；識神負責的是目之所見的世界，包括借助儀器可見的物質世界。元神用內竅，即與內心相通的內氣感知世界，「心」是大腦皮層與心臟的活動，「在體為脈，其華在面，開竅於舌」。元神決定了人的天性、性情、性格，即人之「性」。

識神用外竅，即眼、鼻、口、耳、皮膚、生殖竅、排

泄竅等連通感知世界。識神積累決定了人的生命、壽命、命運，即人之「命」。內竅與外竅互相協調，元神與識神互相配合，當外竅感覺不到之時，則需要用內竅來幫助，才能把世界認識出來，這才是生命活動的本質。

一個神志不清的植物人，雖然生命存在，但是他對什麼也不能認知了。這時，識神已處於非工作狀態，元神還在起著作用，維護其生命的存續態。當他的元神受到有效的刺激後，就可以喚起識神的感知作用，如經由氣功、針灸、電流、聲波等作用，使其內竅「共振」，以內引外，使外竅恢復功能。

隨著人類科技的進步，外竅對宇宙的認知度得到提升，科學儀器提高了人類對世界的觀察力，但這只是識神功能的延伸或外延，而元神卻不會因此而改變。識神就像果汁一樣，產量、質量、數量、品種可以不斷變化。元神就像清泉一樣，它不需要變化，而且還要保持不受污染。兩者都是生命需要的東西，但是，兩者價值與意義不同。果汁不能離開水的成分，而水是天然的，它對人類的生命極為重要。古人由元神，找到了生命的源泉。

現代科學為人類提供了生命的果汁，使識神出現歷史性的突破，給人類開闊了天地。現代物理學、化學、數學、生命科學等發展迅速，可謂日新月異。但是，在識神飛躍的同時，元神卻被忽視。在超宏觀領域與超微觀領域，今人確不及古人。現代科學已經把人類帶入維谷之中，人類必須發揮元神的作用，重新認識世界。

元神通過沉澱思想、淡泊名利，通過靜、虛、安、忘，在無為無慾中獲得昇華，達到養性修命的目的，它擔

太極 八卦之源與健身養生

負起人生全過程的重任。故，老子曰：「重為輕根，靜為躁君。」「五色令人目盲，五音令人耳聾，五味令人口爽，馳騁畋獵令人心發狂，難得之貨令人行妨。是以聖人為腹不為目，故去彼取此。」「谷神不死，是謂玄牝。玄牝之門，是謂天地根。綿綿若存，用之不勤。」「知其雄，守其雌。為天下溪。為天下溪，常德不離，復歸於嬰兒。知其白，守其黑，為天下式。為天下式，常德不忒，復歸於無極。知其榮，守其辱，為天下谷。為天下谷，常德乃足，復歸於樸。」

識神出反覆學習、思考、積思廣慮、深思熟慮而獲得飛躍。它擔負起生命活動過程中的細節職責，如文化、經濟、政治、軍事、藝術、體育、衛生健康的需要。

識神要求廣、博、深、精、細微，廣見多識才能發揮識神的功能。元神與識神協調，才能不被現象、假象迷惑。中醫學、針灸、武術、文字等發明，加速了中華文明的進程，現代社會電子、機械、化工、情報、通訊等，把人類過去的夢想變成現實。閉塞的社會以及閉塞的人，不會有發展進步。

人類的生活需要各種知識，人類積累的豐富經驗、智慧都需學習。多學可以避免彎路，廣學可以辨清方向，專一可以弄清事理。故，老子曰：「樸散則為器，聖人用之，則為官長，故大制不割。」「合抱之木，生於毫末；九層之臺，起於累土；千里之行，始於足下。」

識神與元神就像餐桌上的主食與副食一樣，不可輕此失彼，偏重一方。元神與識神統一協調，伴隨人的一生。故，老子曰：「道可道，非常道；名可名，非常名。無名

179

天地之始，有名萬物之母。故常無欲以觀其妙，常有欲以觀其徼。此兩者，同出而異名，同謂之玄，玄之又玄，眾妙之門。」

激發元神的能量來自於宇宙的元精、元氣，當人體一旦與宇宙之氣獲得溝通時，人的潛能就有可能被開發出來，這時就可能出現特異功能。人的潛在能力都在元神之中，激發元神能發掘出人的生命潛力。元神是先天的，而識神則為後天的。

河洛圖是元神與識神的結晶，最初是古人肉眼對星宿觀測的記錄，經過整理而變成表現天地變化之數。這些數與五行、八卦結合，則表達了宇宙形成變化過程。古人由此找到了宇宙運動的規律，對宇宙的變化心明如鏡，因而能夠參悟其理，而修煉元神。古人在元神修煉中又發現了微觀宇宙的奧秘，當遇到新的難題之時，道家以「無為」方式，順其自然地對待，並最終找到滿意的答案。

故，老子曰：「道之出口，淡乎其無味，視之不足見也，聽之不足聞也，用之不足既。」「上士聞道，勤而行之；中士聞道，若存若亡；下士聞道，大笑之，不笑不足以為道。」「為學日益，為道日損，損之又損，以至於無為，無為而無不為。取天下常以無事，及其有事，不足以取天下。」

第四節　五雷掌與六字訣

春雷震蕩，大地復蘇，萬物出現生機。聲波可以震動五臟、六腑、七竅、八脈、十二經絡，疏通氣脈是人類最

太極 八卦之源與健身養生

簡單的自我保護功能。人類與動物不同之處在出生的一瞬間就決定了，嬰兒在脫離母體之後，第一件事是哭叫，哭啼開始了生命，用哭聲保護自己。冷暖疾餓由哭聲傳達給母親，時常還要用哭聲波鍛鍊自己，長大以後用歌聲代替哭聲，來自然調節身體的氣道，聲音的能量標誌著一個人的健康程度。因此，中醫、道教、道家各有養生六字訣，調節陰陽平衡的發聲功法同出一轍，各有千秋。

《易經》中震卦記錄了五雷掌的功法。

震，亨，震來虩虩，笑言啞啞，震驚百里，不喪匕鬯。

五雷發聲方法，像小虎剛剛睡醒時的發聲一樣，口形微張，如同發笑時的狀態，音亮深沉冗長，啞啞而鳴，震天驚地，而不亂方寸。聲音既能傳到百里之外，而又損壞廟堂內的器物。匕為祭祀時用的木製器具，鬯也是祭祀用的一種有香氣的酒。

初九，震來虩虩，後笑言啞啞，吉。

人體在五行之中，心氣屬火，仿雷聲發「呵」音向心臟貫氣時，口型似笑非笑，聲波開暢了心經，利於健康。

六二，雷來厲，億喪貝，躋於九陵，勿逐，七日得。

肺為金氣，發「哈」音之時，吐氣發聲，其聲霹靂，有山崩地裂之勢，短促快捷，馳馬難追，但需要慢慢適應，大約在七天以上。

六三，震蘇蘇，震行無眚。

肝氣為木，雷聲發「噫」音，慢慢地發出，會疏肝利膽，有利健康。

九四，震遂泥。

脾胃之氣為土，雷聲為「嗡」，向脾胃發聲之時要緩

慢；腎氣為水，發「啞」音，向腎臟發聲之時要深入。

六五，震往來厲，億無喪有事。

發聲使內氣震盪，在經絡之間內氣往來反應強烈，但不會有何損失，而且還可以用來做些有益之事。

上六，震索索，視矍矍，征凶。震不於其躬於其鄰，無咎。婚媾有言。

五雷掌接近結束時，向三焦發氣，配合的聲音已經索索若無，久之，目光仍然矍鑠如電，使人勁力倍增，但如果以此來作戰，則凶多吉少。如用來為別人治病則無妨。聲波的能量也是陰陽兩氣交媾的結果。

醫家養生六字訣應用四季變化來養病，無須特殊訓練，只發氣音，通過「無病呻吟」達到保健目的。醫用養生六字訣：

> 春噓明目木扶肝，夏呵清心火自閒。
> 秋呬定收金潤肺，冬吹理腎腰中安。
> 三焦常嘻除煩熱，四季常呼脾化餐。
> 卻忌出聲聞於耳，此功尤勝金寶丹。

道教六字訣吐納法，唐代女道士胡愔在《黃庭內景五臟六腑圖》指出，六字配五臟的關係為：心→呵、肝→噓、脾→呼、肺→呬、腎→吹、膽→嘻，以吐納為主。

梁朝陶弘景的《養生延命錄》披露了仙法六字訣：「吐氣有六者，謂吹、呼、唏、呵、噓、呬，皆出氣也。」以吐氣為主。道家的六字訣經由「揚眉吐氣」達到「聲到病除」目的。道家代表性的五雷掌養生六字訣，則為由語聲與採四象、五行之氣，以星空二十八宿天之陽氣和大氣層中太陽發射在地球上，產生的地陰之氣為主的功

太極 八卦之源與健身養生

法，將聲波、光波、氣波三位一體相配合，摹仿雷聲，發出共振回蕩在五臟、六腑、七竅，開通拓寬經絡脈絡，利用外氣清除在脈絡上的沉積物質，使體內真氣暢通無阻，保證血液通道的流動，從而獲得保健目的。

包括聲波行氣、採二十八星宿之氣、煉丹、醫療等，它受益於河洛圖的研究。黃帝的大臣雷公、歧伯、伯高、俞附、少俞編輯了《黃帝內經》十八卷，以雷公為首，將氣能與光能、聲波能兼用，完成了五雷掌功法，經過歷代道家秘密相傳，後來經過鬼谷子、南宋白玉蟾真人等不斷完善整理，保存至今。這套功法在道教聖地武當山中秘傳，龍門派繼承下來。

道家五雷掌功法歌訣：

四象採氣要領

春噫明目木扶肝，夏呵清心火自開。

秋哈止咳金潤肺，冬呀理腰耳聾安。

三焦哼聲除煩熱，四季嗡聲脾化餐。

五行行氣線路

呵聲直入手少澤，噫聲肝入足大敦。

少商哈聲肺不塞，呀聲腎水下湧泉。

哼聲直入三焦通，嗡呼脾臟貫大包。

六合發聲要領

呵喚清陽照心田，噫呼輕風蕩肝膽。

嗡吟細雨潤脾胃，哈吐閃電出肺間。

呀叫雷鳴來護腎，哼吹白雲三焦貫。

第五節 七情與採氣法

現代科學證明，過度悲傷一夜之間會使人胃穿孔，一夜之憂傷可使頭髮變白。既然憂傷的心情會傷身，相反，舒暢的心情必然會有利於健康。收心猿鎖意馬，以良性代替惡性，發揮意念的潛在能量，心清氣爽，內氣暢通無阻從而增進健康。

人的情緒與自身健康密切相關，七情的變化會影響五臟的功能，中醫學上將其總結為：「肝怒生呼心喜笑，脾為思念發為歌，肺為憂慮形若哭，腎主呻吟恐亦多。」五臟的功能狀況又可透過七竅表現出來。

七竅具有聽覺、嗅覺、味覺、光覺、觸覺等功能，接受光波、聲波、電波、無聲波等綜合形成為一種氣波，這種氣波經過昇華統一為元神，它具有超常的自我保護的功能，對大腦發生統一指揮作用。當人體內氣通道正常時，七竅反應必然正常。當內氣通道發生故障時，七竅反應也就失常。哪個竅失常，證明相關通道已經出現病症。

中醫由七竅就知患者病在何處，如何調節。司馬遷《史記‧扁鵲倉公列傳》中記載，扁鵲（公元前5世紀）把七竅透視方法概括為四個字。

望：天眼通透，查詢對方的氣色異常之處。

聞：天耳通透，聽對方的氣聲流動失衡之處。

切：用自身之氣收查對方氣脈流通失衡之處。

問：作出綜合判斷後，再確認是否與患者的反應一致。

七竅連心定七情，七竅的「外遇」是增加煩惱的根本原因。而好的景色、繪畫、音樂、裝飾都可以給人以美的享受，可以愉悅心情，增進健康。美麗的太空可以給人提供一個良好的心境，而傳統的採二十八星宿之氣的方法，是一種有益身心的好方法。其原理如下：

　　東方青龍星群有磅礴之勢，象徵一年之春，使萬物復蘇；又同黎明之晨曦，充滿朝氣、蓬勃的晨霧籠罩天空。在五行哲學中比做木，在人體中為肝臟，開竅於目，主生發。肝與膽相照互為表裡，儲藏和調節全身的血液，並對筋骨、關節的運動和精神情志調節，有禦侮抗邪的作用，氣功中採青龍之氣來補肝氣，則有強肝之效。

　　西方白虎星群如同金秋，也如夕陽將落，晚霞騰飛，天空放出萬道金光照遍天空，在五行中比做金，在人體內為肺，開竅於鼻，主分解化合。

　　肺的作用，擔起人體的內氣與大自然的外氣交替循環，吐故納新，促進陰陽平衡的重任。透過鼻竅吸入大自然的新鮮空氣，進入肺臟，肺臟將其運化進入五臟六腑，在五臟六腑內經過內部五行規律的運化、發展、變化、再昇華，使氣的運行向深度與廣度進行，從而進入體內的經絡與脈絡之中，由經絡脈絡再昇華進入大腦，從而對大腦進行氣的清洗。經過新舊之氣交替，大腦獲得清新、高效處理的外部宇宙空氣，維持正常工作。採納白虎之氣以補肺氣，獲得壯陽祛病之效。

　　南方星群朱雀，有雄壯陽剛之象，像夏之烈日，正午的陽光，普照大地，在五行中比做火，人體為心臟，開竅於舌，主運血。

心臟為人體的活動中心，五官七竅的筋骨皮毛的血脈必在心臟的主宰之下活動，血為營養運輸的工具，把血中的生命之水與氣輸送到各處。採納朱雀之氣，對心血管系統疾病有療效。

北方星群玄武如冬天的陽光，驅寒送暖，又如寂靜之夜幕，使萬物進入休眠，養精蓄銳。在五行中比做水，人體為腎，開竅於耳，為生育之源，主骨，生髓。

腎為生命之根本，腎氣旺盛則精滿氣足，大腦的生命之氣源充足，反應靈敏，動作靈活。收玄武之氣則可壯腎及治療陽痿及腎臟諸病。

中央的北斗七星照耀天地，上下連動，建立功德，又如地球上的海洋、山野、一年四季。風、雷、水、火、山、澤相蕩不止，養育萬物，又同陽光變化不停，使大千世界妙幻無窮。在五行中比做土，人體為脾胃，開竅於口，主運化。

脾胃互為裡表，胃主納穀，脾主運化，輸布營養精微，升清降濁，為營血化生之源。採太空之中正之氣，對脾虛胃寒、消化不良等有較好的療效，再配合聲音則更加完美。

第六節　金丹原理圖與十二經絡

整個運動的宇宙中，元氣「一」從中心均衡分布到四周，生命在這種平衡狀態得到延續。元氣在變，生命也在變。生命始終處於不斷的轉化與變化之中，誰能夠獲得平衡，誰就可以維持生命持續的運動，獲得相對的長久。

太極 八卦之源與健身養生

用五行學說解釋，就是物質存在形式金、木、水、火、土始終處於輪迴狀態，生命或生物處於「木」的存在形式，向「土」轉化是它的必然，人類如果設法維持「木」的形態，這種能量轉化過程就可以延緩幾年，幾十年，甚至幾百年。而最有效的方法就是利用元氣，開發人體的潛能，使生命的運動與宇宙的運動處於一種「共振狀態」，簡稱「太和態」。這種「太和態」就像一滴水投入大海，可以避免很快被蒸發枯乾，它使生命之氣不因獨自運動的消耗早日衰竭。

　　在「太和態」下，元氣將生命、宇宙連結一起。天、地、水、火、風、雷、雲、霧、山川、湖泊蘊藏的能量都會與生命相通、相融，因此，元氣從無形、無象變成有形、有聲、有象、有色。可知宇宙就是元氣，元氣就是生命，無即是有，有即是生，生生不已即是道。

　　人是宇宙的一員，元氣連通了人類與外界的聯繫，人體又是一個開放的小宇宙，能夠接受宇宙的光能、氣能。人體的結構也同天體一樣，有大腦，大腦有根軸（百會穴），有心臟跳動，把氣血輸送到五臟六腑、八節九竅。人體運動也是氣在運動，人的活動必須符合氣的運動規律才合理，才可能獲得長壽。

　　「八卦」「六合」圖中的象理、數理說明了一個道理，人類只有尊重自然，才能夠認識自然，從而合於自然，改造自我。古聖賢們經由修煉發現「天人同道」以及中醫學中的十二正經與奇經八脈對於人類的生存、發展與健康長壽有著重要意義。

　　先天八卦太極圖（D1）與後天八卦太極圖（D2）可以

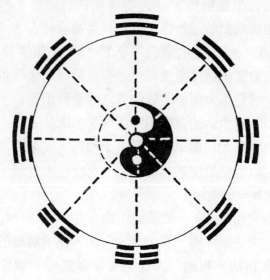

D1　先天八卦太極圖

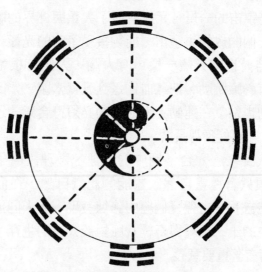

D2　後天八卦太極圖

太極　八卦之源與健身養生

表示人體之氣與宇宙之氣的關係。八卦圖代表天體外氣之運動；太極圖代表人體內氣之運動。

「丹書」圖中的「一」位於中心，奇偶之數對稱排列，陰陽平衡，出現六個十二律。這種數陣巧妙地把宇宙結構與規律表現出來。天之數：「天根」北極五星、天心北斗七星、九星，形成了遙相呼應；地之數：晝夜、四季、八風。天地之數相合成六陰六陽的十二時辰、十二年、十二節之變化。中心的「一」是什麼？有如此巨大的作用?《老子》《莊子》《列子》《淮南子》都明確指出，「一」是「元氣」，元氣貫穿於天地日月星辰之中，萬物有元氣則生，無元氣則亡。

丹書原理圖也稱為「金丹原理圖」（D3），用來代表人體小宇宙的內氣在經絡中的流向。「一」代表以腹部，八卦周天中為丹田之陽氣，它與二三四五六七八九一道代表人體內氣流動的九竅，由此而產生十二經絡平衡運動趨勢。金丹原理圖作為人體小宇宙的全方位精縮，九竅連

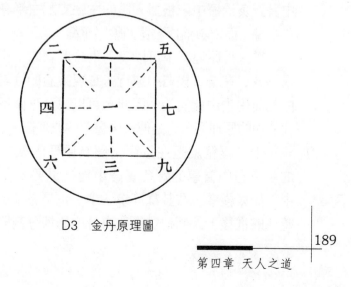

D3　金丹原理圖

通，圖中之數恰好是經絡走向記號，三、一、八為人體的任督二脈；四、一、七為帶脈；六、一、五代表左側的足三陰、三陽與右側的手三陰、三陽；九、一、二代表人體右側的足三陰、三陽與左側手三陰、三陽。由此，形成十二經絡周天與丹田的匯合。

這個圖像恰似一個大車輪，只有軸心把力均衡地分向四面八方，車輪才可以運動，車才可以負重。宇宙的運動如此，有軸心，才有星球運動的周天軌跡。人類生命運動也是如此，支撐人體運動的軸心即是「丹田」，丹田的實體是元氣，它把氣血送到周身。當元氣的渠道疏通之時，元氣平衡地分布在周身，在大腦的指令下調動身體的各個部位，進行各種姿勢的運動。當元氣的渠道堵塞時，人類的運動則失去自由，這就是病。治病的根本原則是恢復元氣的渠道暢通，恢復能量的平衡分布。

丹田之氣與周身之氣連結起來形成八卦周天，周天之氣平衡地分布，循環往來運動，促進人體的健康能力。在中醫針灸治療中，根據人體的左腦支配右半身，右腦支配左半身，而辨證治療，達到陰陽平衡。

從金丹原理圖中可以看到生命運動的本質。精氣，或稱真氣，在十二經絡中運行，實現人體的陰陽平衡，疾病由此而生也由此而治。因此，可以說金丹圖不但是中國古代氣功的原理圖，也是傳統中醫學的原理圖。

十二經絡就是在以河洛圖為原理的氣功實踐中發現的，它在中醫學的針灸實踐中極為重要，在傳統的武術中，如太極拳、八卦掌等拳法中，也是必不可少的。隨著時代的推移，人們把醫術與自身的修煉分割開來，使經絡

太極 八卦之源與健身養生

圖成了教條的東西，久之，造成後世對古代的經絡原理的曲解。同時，在古代特殊環境下，保密與保守意識，使武術與經絡學說的關係被玄化、神秘化、空洞化，使人不知所為，無所適從。

在道教聖地湖北武當山的道醫祝華英經過 20 多年的丹功修煉實踐，在其《揭開十二經絡的奧秘》一書中指出，「古人在經書記載中只公開了十二經絡的正經，而它的反經卻故意隱去。如果不去修煉，不能舉一反三，從經書所得只是古經絡學精髓的四分之一。古人的目的就是為了讓後人去悟，去修。」

經絡運行的路線體現了宇宙平衡運動的趨勢和天體圓周運動規律，在甲骨文中用它的運行符號代表宇宙。故漢字中體現生命中不可缺少「菜」「米」「精」等字，都由象徵氣運的「米」而成。

附圖：

1. 三星堆出土的金柱上刻有太陽與節氣關係圖（D4）。

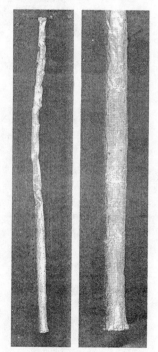

D4　三星堆出土的金柱上刻有太陽與節氣關係圖

2.三星堆出土的表現古人修煉的「五氣朝元」的玉雕（D5）。

3.三星堆出土的青銅器中，表現任督二脈周天運行的寫意人像，鼻上的圖像為督脈升、任脈降之意（D6）。

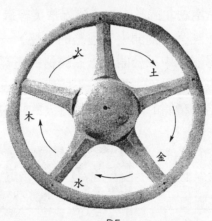

D5

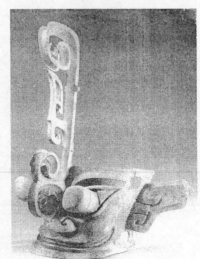

D6

太極 八卦之源與健身養生

4.三星堆出土表現天眼通、天耳通‧天目開的人像
（D7）。

5.三星堆出土的表現氣達巔頂貫精神的人像（D8）。

6.漢墓出土的刻有十二經絡與奇經八脈流向的木人造
型（D9）。

　　附：古代醫學經典《類經圖翼》中的十二經絡圖，
D10～D23。

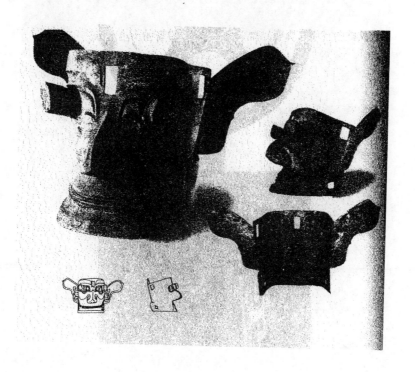

D7

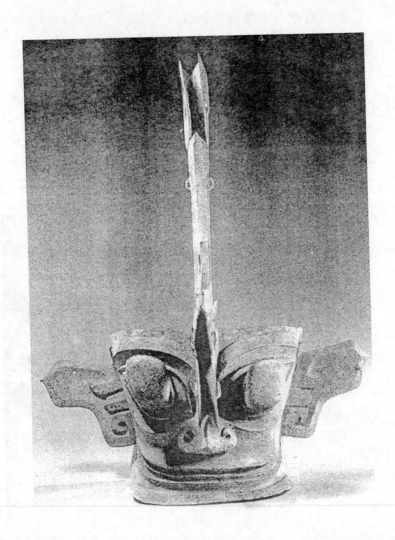

D8

太極 八卦之源與健身養生

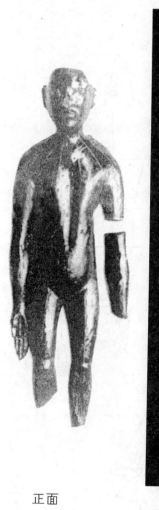
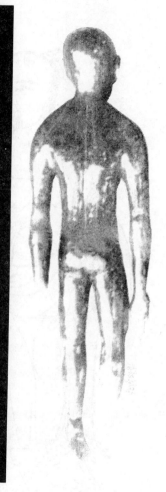

正面 背面

D9

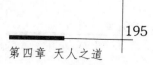

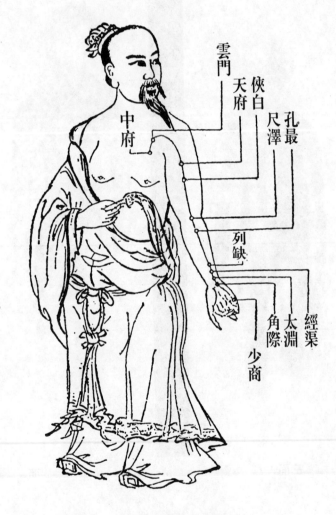

雲門
天府
俠白
尺澤
孔最
中府
列缺
經渠
太淵
角際
少商

D10　手太陰肺經圖

太極　八卦之源與健身養生

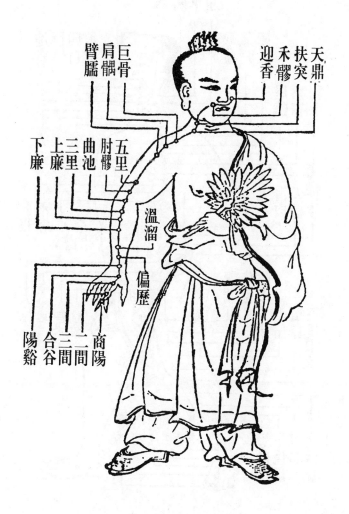

D11　手陽明大腸經圖

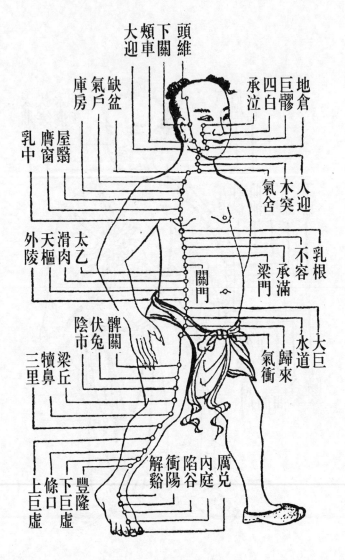

D12　足陽明胃經圖

太極 八卦之源與健身養生

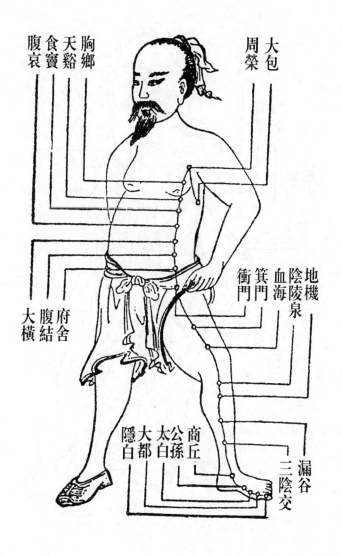

腹哀　食竇　天谿　胸鄉　　　周榮　大包

大橫　腹結　府舍　　　　衝門　箕門　血海　陰陵泉　地機

隱白　大都　太白　公孫　商丘　　　三陰交　漏谷

D13　足太陰脾經圖

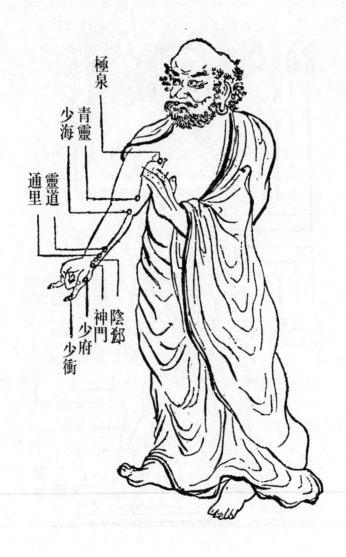

極泉

少海　青靈

通里　靈道

陰郄　神門　少府　少衝

D14　手少陰心經圖

太極 八卦之源與健身養生

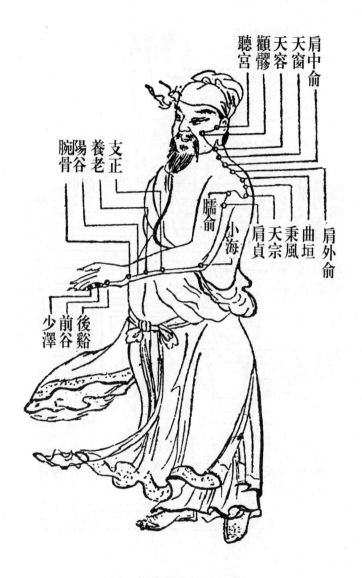

聽 顴 天 天 肩
宮 髎 容 窗 中
            俞

腕 陽 養 支
骨 谷 老 正

臑俞

小海

肩 天 秉 曲 肩
貞 宗 風 垣 外
                俞

少 前 後
澤 谷 谿

D15　手太陽小腸經圖

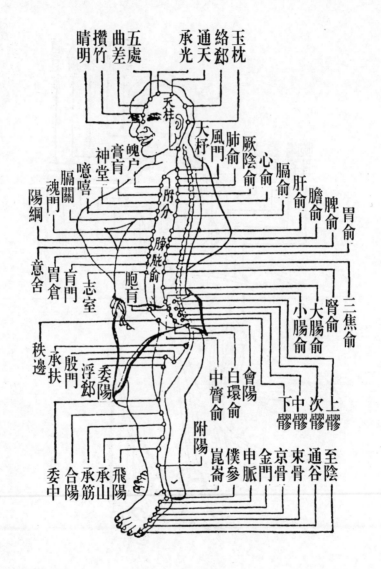

睛明 攢竹 曲差 五處　　承光 通天 絡郤 玉枕
　　明　　竹　差　處　　　光　天　郤
天柱
　　　魄戶　　　大杼 風門 肺俞 厥陰俞 心俞 膈俞 肝俞 膽俞 脾俞 胃俞
神堂　膏肓
噫嘻
膈關 魂門
陽綱
意舍
　肓門 胃倉　志室
胞肓
附分
脾胱俞
腎俞 大腸俞 小腸俞 三焦俞
會陽 白環俞 中膂俞
上髎 次髎 中髎 下髎
秩邊 承扶 殷門 浮郤 委陽
附陽
崑崙 僕參 申脈 金門 京骨 束骨 通谷 至陰
委中 合陽 承筋 承山 飛陽

D16　足太陽膀胱經圖

202

太極 八卦之源與健身養生

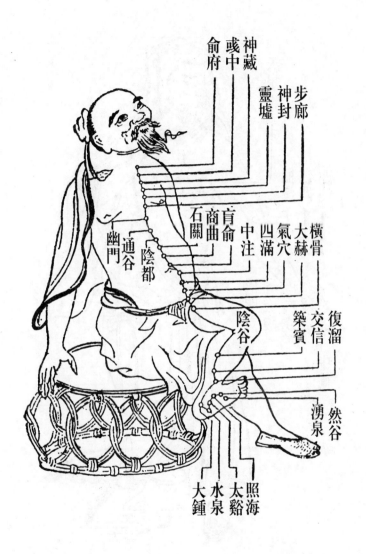

D17　足太陰腎經圖

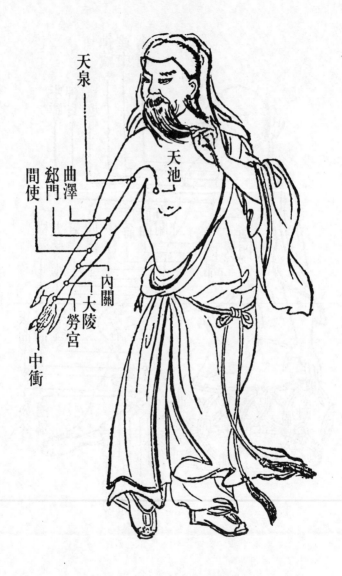

天泉

天池

曲澤
郄門
間使

內關
大陵
勞宮

中衝

D18　手厥陰心包絡經圖

太極 八卦之源與健身養生

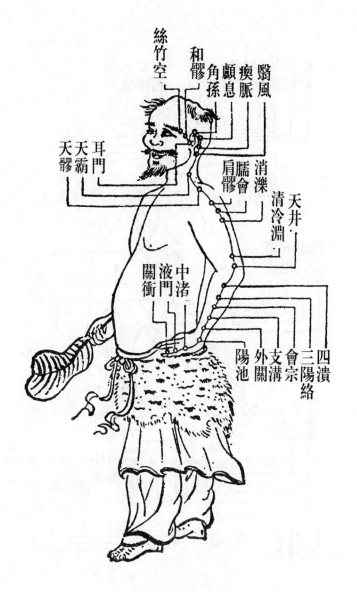

D19　手少陽三焦經圖

第四章 天人之道

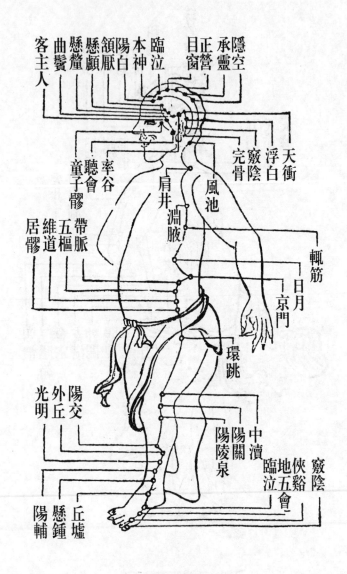

客主人　曲鬢　懸釐　懸顱　頷厭　陽白　本神　臨泣　目窗　正營　承靈　隱空

天衝　浮白　竅陰　完骨

率谷　聽會　童子髎

風池

肩井　淵腋

居髎　維道　五樞　帶脈

輒筋

日月　京門

環跳

光明　外丘　陽交

中瀆　陽關　陽陵泉

竅陰　俠谿　地五會　臨泣

陽輔　懸鍾　丘墟

D20　足少陽膽經圖

太極　八卦之源與健身養生

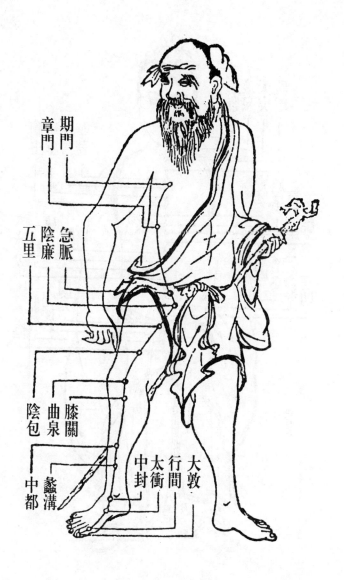

期門
章門

五里
陰廉
急脈

陰包
曲泉
膝關

中都
蠡溝

中封
太衝
行間
大敦

D21 足厥陰肝經圖

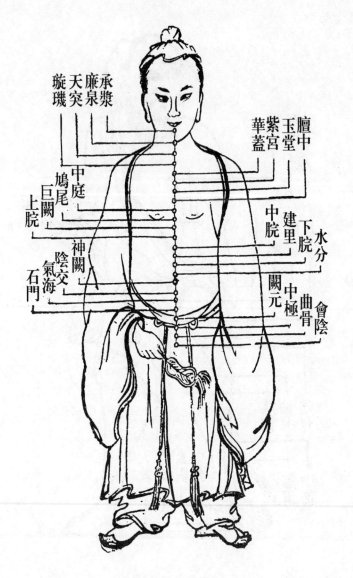

承漿
廉泉
天突
璇璣

膻中
玉堂
紫宮
華蓋

中庭
鳩尾
巨闕
上脘

中脘
建里
下脘
水分

神闕
陰交
氣海
石門

關元
中極
曲骨
會陰

D22 任脈圖

太極 八卦之源與健身養生

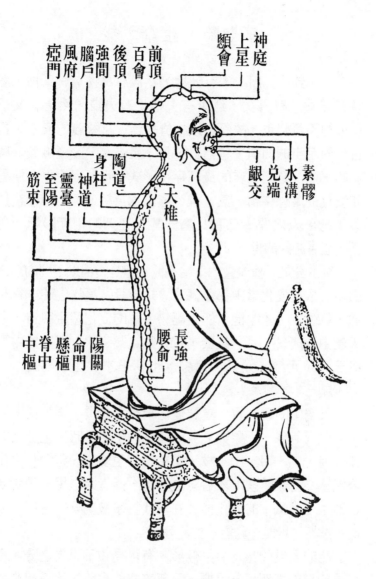

瘂風腦強後百前神
門府戶間頂會頂庭

上　顋
星　會

素兌水齗
髎端溝交

身陶
柱道

筋至靈神
束陽臺道

大椎

腰長
俞強

中脊懸命陽
樞中樞門關

D23　督脈圖

第七節　生命之能

《序卦傳》曰：「有天地，然後有萬物；有萬物，然後有男女；有男女，然後有夫婦；有夫婦，然後有父子……物不可窮也，故受之以未濟終焉。」狹義的三才，是古代對宇宙的簡稱，包括日、月、星，水、火、風等。廣義的三才，是指物質的最高存在形式，也是促使生命運動和變化的本源：精、氣、神。道家認為精、氣、神存在於天、地、人之間，三者共處一體，在氣的相互影響作用下，產生神妙的世界。

氣本身是一種能量，不增不減，但是，卻以不同的形式出現。故在變化當中都蘊藏著原始能量。萬物之間一氣相通，氣生才，才生能，能生萬物。氣的變化產生宇宙，在天體中形成日、月、星辰，古人稱之為三才；在人體中形成三元，元精、元氣、元神，也稱三才；在地則為水、火、風三才。

天空中的日、月、星辰變化稱天象，雲、雨、風、雷等變化稱氣象。天象與氣象的運動產生能量時，地球上的江、河、湖、海、山、林、動物等發生變化，在變化中出現能量交替與轉換。才者氣之物也，能者氣之用，象者氣之形也。「氣」的變化能量在現代科學被劃分成電能、光能、熱能、場能、動能、勢能等。

能的表現分為有形與無形，有可見和不可見之分。不可見無形的東西更為重要，看起來空的東西，比看起來實的東西更加重要。可見的、有形的東西相對容易被理解與

太極 八卦之源與健身養生

掌握，而不可見的、無形的東西則不易被認識與掌握。

　　無形為虛，虛像天一樣，青白而長久；像山谷與大海一樣，能融，虛使世界變得寬闊而坦然。虛對於人生與社會都極為重要，因為人類的心境在長期的演變過程中，對實與利的追求而產生妄勞、妄作、妄思、妄想，故而喪失了很多天然的本能，這些本能是保護和維持生命不可缺少的東西。不僅如此，對實與利追求又產生了很多慾望，慾望無盡無休，產生貪。貪慾是萬惡之緣，貪慾越大，社會犯罪率越高，防範心理需要越多、越複雜，生活越緊張。

　　真正適合人類生活的足輕鬆的環境、心境。不需要防範的輕鬆的環境比緊張的環境更不易得到，人類要解開心頭之鎖，生命才會充滿無形的力量。因此，空、靜、安、虛的意識活動是最理想的境界，道家就是這樣的精神境界，這是道家「無為」的內涵。

　　意識是不可見能量，是高級的運動形式。當意識活動達到靈、靜、虛、空境界時，就會使生命發生質的飛躍，可以超越空間隧道，看到極微茫的粒子流，可以感受到生命的動力，可以跨越歷史回歸到太古之初，可以看到混沌未判之時的世界。

　　蟻吟如雷鳴，氣動如江河，經絡脈絡在此時不是虛而是實，不是無而是有，人可以自由的在生命之海中游歷。河車搬運，穿雲破霧，搭橋鋪路，獨享其樂。

　　道家就是這樣從宏觀與微觀兩方面研究宇宙、生命，可以不必像太空人那樣登上太空，卻像打太極拳一樣把太空的感受表現出來，他們也可以不必去看顯微鏡下的病毒細胞，卻可以把毒氣排出體外，他們可以不必用麻藥，卻

可以用氣功方法使患者忘記疼痛。

《道德經》曰：「至虛極，守靜篤，萬物併作，吾以觀其復」，這是「無不為」的前提條件。

生命不僅受微觀世界的影響，更受到宏觀世界的影響，如果用顯微鏡下看到的細胞變化現象來解釋生命，真是一葉障目，不見泰山。

人類似乎忘記生命自然之大道，而對小道趨之若鶩。因此，人類多病、多難、多災。要認識宇宙、生命的本質，必須先認識自然；要認識自身，必先認識「氣」。

第八節　宇宙、生命與氣

宇宙好比一座宮殿，科學家要研究它的構造與功能；宗教家要用它來作祈禱；哲學家把它作為避風港；過路的人進進出出，誰都可以擁有它，誰也不能佔有它。

「宇」是空間無限之意，無限大與無限小。地球是太陽系的一個成員，太陽系是銀河系的一個成員，銀河系又是大的天體「金河系」的成員，金河系之外還有「翡翠河系」……從太空之中看地球，與從地球看太空一樣，不過是一個點而已。所以，空間可以伸長，也可以縮短，空間在上中下當中構成一條虛線。

萬物皆是空間的主人，可以支配有限的空間，萬物也是空間的奴隸，在無限的空間中受到制衡。天地只是相對而言，可大可小，非上非下，亦上亦下，非高非低，亦高亦低，非我非他，亦我亦他，就在於哪裡為出發點。

「宙」是時間無限之意，無限遙遠的過去與無限遙遠

的將來，一種永恆無形無物的狀態。所以，時間可以延伸，也可以倒流。從歷史的角度看時間，人類的歷史實在太久遠了，歲月無期，光陰似箭。

從人生的角度看時間，生命不過是歷史的一瞬間，生命是成長過程，也是倒計時的消亡過程，生命由過去、未來、現在三點構成一條實線。

天地之間奧秘無窮，微茫不可測，人類肉眼所見總是有限的，太空望遠鏡、高精度的顯微鏡也不過是肉眼的輔助工具，其所測也是有限的。但是，人類的內心深處卻與宇宙相連結，因此，人類可以辨別宇宙，可以由「心日」「天目」感知，衡量天地，從而開拓未知的、廣闊的心底世界。

人類總是嚮往幸福與自由，但是如果不超越時空的束縛就永遠不會得到，一旦獲得超越，人類就無處不時地生存在幸福快樂之中，這就是虛與實的關係。

人類似乎主宰了地球，實際上卻是被地球駝行著，當地球調整自己運行節奏時，會發生地震、海嘯、山洪爆發，這些自然現象對於人類來說總與災難、不幸聯繫到一起。人類總以自己是萬物之靈，但是，卻不能像一些動物那樣察知和躲避這些自然災難。

人類總是在災難發生後才會感到困惑，才會反思、關心和考慮到命運、生命的價值，去尋求解脫的方法。於是，或者選擇科學、或者宗教、或者哲學。

科學的東西總是不能滿足人類對未知世界的心理需求，於是產生宗教，以滿足這種心理需要。宗教的心理力量超過科學的力量，由於宗教直指人心，故在醫學落後和

現代科學發達的地方，對生命的困惑越大，宗教力量就更為強大。宗教把一切不解的東西歸結為一句話——上帝的安排！神的指使。很多西方大科學家，如牛頓、愛因斯坦等在科學研究的盡頭解釋不了一些現象或規律的情況下，也求助於宗教，因為佛教、道教、儒教、基督教等有時比現代物理學、化學、心理學更能滿足人們的心理需求。

「四方上下曰宇，古往今來曰宙」，日月交替，循環往復，周而復始的運動產生了四季冷暖變化，生命在變化中，來也匆匆，去也匆匆。來去之中都離不開氣的影響，氣與生命、自然、萬物直接交流。理解了氣，才能理解自然、宇宙萬物。

氣是宇宙中存在的一種自然能量，它具有平衡陰陽、調節平衡的能力，它使生命充滿再生能力，可以抵禦疾病和戰勝疾病，恢復生命功能。氣使物質世界不斷更新，氣作用於自然界產生天地水火風雷，氣作用於人類產生思想、思維、精神、文化。

現代物理學用萬有引力定理說明物體間力與力的關係，還需要深入地研究，為什麼物質間會產生作用力？力的本質是什麼？而古人已經作了研究，認為氣是產生與支持力相互作用的實體，老子曰：「大道泛兮，其可左右。萬物恃之以生而不辭，功成不名有，衣養萬物而不為主。常無欲，可名於小；萬物歸焉而不為主，可名為大。以其終不自為大，故能成其大。」它是解釋「萬有引力」定律的原理。

氣存在於萬物之中，無形無象，無處不有，無時不在。始終支配著宇宙與生命的變化。人類無時無刻也離不

太極 八卦之源與健身養生

開它，大氣中有氣，呼吸之中有氣，血液中有氣。氣的運動產生能量，能量在調節和分配運動中產生了清氣上升，濁氣下降的結果。氣的運動產生了宇宙能量，而宇宙間的能量具有保持平衡與調節陰陽的特性。

老子曰：「有物混成，先天地生。寂兮寥兮，獨立而不改，周行而不殆。」又曰：「天之道，其猶張弓也，高者抑之，下者舉之；有餘者損之，不足者補之。天之道，損有餘而補不足。」

實際上現代物理學定義的機械能守恆定律，或「物質不滅定律」應當稱為「氣的守恆定律」。

陰陽虛實變化令人感到神秘，陰陽兩氣交感，生命得以孕育。陰陽平衡，促進事物發展，太極的陰陽變化圖，實際上是將物質運動的相對論圖像化，老子曰：「反者道之動，弱者道之用。天下萬物生於有，有生於無。」又曰：「玄德深矣，遠矣，與物反矣，然後乃至大順。」就是超越時空的相對論。

愛因斯坦說：「當物體運動的速度達到或接近光速時，時間就可以倒流，人可以變得年輕。」

遠古時代的聖賢們，用樸素、自然的「氣功」方法，透過生命現象，如人體的骨、肉、皮、毛、血液運動等，看到支配和影響新陳代謝的原動力和本質的東西，即在人體的經絡與脈絡之間穿行不止的內能，這種內能就是「氣」在運動中產生的結果。

古人在修行中發現了「氣」的活動規律，知道「氣」是維持生命存在、運動最根本的東西。「氣」不但影響人的大腦活動，而且還可以補充、還原，從而加強身體的能

215

量。不僅如此，在體內經過提煉的「氣」昇華後進入大腦之中，與人的意志結合成為一種支配身體運動的高級物質，成為「神」。

這種順其自然、取其自然的方法，是古代生命科學研究的偉大所在。它把人類與宇宙的共性直接展現出來。因此，「氣」的研究，是對宇宙生命本質探索的研究，是以最直接的方法揭示真理的奧秘。

構成「氣」的基本物質稱為「精」，「精」是血液、精液、骨髓等物質在向氣轉化之前的存在形態。天地萬物之間，包括日月之光，水、火、風、雷、樹木、森林、河川、五穀雜糧之中都有「精」的成分。精、氣、神三者雖然屬於不同層次的生命能量，但是，卻相互依存、相互轉換。在人體小宇宙內不斷轉換的過程中，能量交替、維持、支配，影響著生命運動。

人體之精與宇宙自然的能源不可截然分開，同樣，人體之氣也不能脫離自然之氣而存在。小宇宙生命運動受到天地大宇宙的支配，如果氣候不調，地球上的生命會受到影響；如果地球上生態環境遭到破壞，大氣自然也會發生變化。當人類把自然毀壞時，人類離自身的末日也就不遠了。人類應當把自然看做比自己生命更重要來愛護。

生命是宇宙演變過程中的產物，又是宇宙的重要組成部分，宇宙既然可以產生生命，自然可以影響生命，反之，生命的變化過程中也可以知曉宇宙的運動變化過程。

有氣則生，無氣則亡。古人經過修煉，發現氣是生命存在、運動的基本物質，氣是維持生命活動的能源。現代科學已經證實，大氣中有電場、磁場，能夠傳導電磁波，

還證明生物電的存在，電流以及電磁場對生物有一定的影響。事實上這些生物電流、大氣中的電磁波等都只是「氣」的一個側面，綜合發現不同的側面才能夠接近和揭示生命的本質。未來的生命科學要想發生重大突破，必須從宏觀與微觀兩個角度出發，將表象與本質統一起來研究宇宙生命，達到返樸歸真、順應自然、開發自然、造福人類的作用。

最近，日本的一家電視臺，請來科學家對中國的氣功醫師進行過一次有趣的公開試驗，當氣功醫師的手掌發氣通過患者頭部時，發現腦電圖測試儀器發生了明顯的變化，患者的腦電波趨於健康曲線，與紅外線治療時效果相似。有人用一塊絕緣板擋在患者的頭部，氣功醫師照常發氣，此時，儀器上顯示出氣的效果沒有受到絲毫影響，就是說，氣透過絕緣板而發生功力作用。

科學家又改變了方法，用絕緣板擋住紅外線進行測試，結果儀器顯示紅外線無效，也就是說紅外線沒有像氣功醫師發出的氣那樣通過絕緣板。試驗結束後，科學家以誠實的態度作了結論：以現代的科學尚不足以解釋氣的本質，也不能說明氣的現象。

但是，「氣」的概念在中國氣功、中醫學龐大的理論中只是基礎入門知識而已。中華祖先遠在 6000 年前就已經把氣功方法運用在醫療實踐中，從而形成了獨特完整的理論系統，它是河洛圖的象理與數理運用於人體的結果。

氣功治療就是從宏觀方面出發，統觀整體，運用宇宙能量，發揮五行之間相互影響的作用，來調節人體的陰陽平衡，從而達到康復的效果。在中國的康復醫院中，運用

氣功針灸方法，喚醒了眾多植物人，就是這個道理。

「氣」是整個宇宙間共同存在的一種能量形態，其大無限無邊，能夠托起太空的日月星辰。星球在氣中往來，在往來的過程中進行能量交替與轉換，星球往來運動使大氣陰陽冷暖變化，生命在這種變化中發生。生命離不開氣，氣離不開宇宙，生命、宇宙的變化過程也是氣的變化過程；「氣」是宇宙間最小的能夠獨立運動的物質，其小無形無影無蹤，存在於天地之間，能夠支配生命活動。人體內部之氣與外部宇宙自然之氣相互影響，密不可分，它把地球、自然、萬物銜接成統一的世界。

「氣」的形式在不停的變化，但是總量卻不增不減。氣是宇宙變化的基本功力，變化使物質從一種形態向另一種形態轉換。原始之「氣」的變化造就了宇宙、自然界、生命，宇宙出現後的「氣」仍然在變化，因而世界每天都在變，生命每天都在更新。

古人將「氣」中概括為金、木、水、火、土五種成分，這五種成分包涵了一切化學元素，既包涵了現代化學分類中所知的 109 種元素，也包括現代化學未知的成分，這些元素構成生命和非生命的世界，這五種成分的運動形成現代物理學中認識的物質運動規律原理，還包括沒有認識到的規律。因而，廣義的五行是指宇宙與生命形成變化的過程及其辨證關係，將宏觀天體宇宙、自然界到微觀生命形成變化過程，以及物質變化的物理過程和化學反應過程囊括其中。不僅如此，人類社會生活中的一切事物變化之中，都有其必然規律，這個規律也遵循五行原理。五行是氣的學問，氣包括了一切，因此，五行哲學最終成為一切

太極 八卦之源與健身養生

科學的歸宿。

　　兩千多年前的經典《素問‧生氣通天論》曰：「天地之間，六合之內，其氣九州九竅，五臟、十二節，皆通乎天氣。其生五，其氣三，數犯此者，則邪氣傷人，此壽命之本也。」

　　這裡的數字均為古代天文學專用語。九州九竅指地球，五臟指天空以北斗星為中心的星宿，十二節指二十四節氣，五三即十五天為一節氣。

　　大意強調如不注意節氣變化，陰陽失衡，邪氣入內，人易得病，反之則可袪病長壽。

　　大宇宙之氣可以調節小宇宙之氣，同樣小宇宙也可以融合調動、利用大宇宙之氣。道家就參照河洛圖之理，「天人同道」，以氣為緣修煉人體小宇宙，運用「氣功」開發大腦的潛能，經由改善大腦環境而改變生命素質。這種氣功修煉方法使古人不僅測悟到宇宙生命的本質，而且揭示了宇宙生命的秘密。

第九節　武之道

　　俗語道：「三百六十行，行行有道，道道有門。」門者入門之法也。法合於理，理不明則法難精，法不精則一事無成。

　　武術也是如此，道法自然，自然有法。生龍活虎的動物中有不同的運動特徵，如袁公十二形之狼竄、狗閃、貓上樹、兔滾、鷹翻、蝴蝶飛、牛驚、馬跑、羊撞架、猴行、鼠臥、螳螂爬等都是自然而然的。人類直立行走改變

了普通動物的運動形式，中國傳統武術是古代徒手搏擊智慧的結晶，它是幫助人類恢復自身本能最簡單的辦法。而內家拳不單純是恢復體力，更重要的是透過精、氣、神的鍛鍊來改善整體素質。

內家拳原理來自於河圖洛書，河洛圖概括了宇宙運動的規律，其中數理、象理概括為一氣陰陽轉換、二儀交感中和、三才同心協力、四象方圓相間、五行生剋平衡、六合內外統一、七星左右連動、八卦交替反覆、九宮周天輪迴，天地動靜合一，武術應用其理，把人體當做小宇宙修煉。通過內修、外修結合，達到精滿氣足神旺，內強意志、外強體魄的效果。

丹功歌贊：八卦爐中煉金丹，七寶林內法無邊，六合內外現陰陽，五行之中有妙環，四象更替併剛柔，三才同道定人寰，兩儀動靜出太和，一元復始又歸乾。

八卦掌歌贊：一氣混元閃金光，兩儀三才見柔剛，四象五行有法輪，六合七星內中藏，八卦九宮轉太虛，十干（十）二支判陰陽，三五之理出伏羲，「綠圖丹書」細端詳。

河洛圖問世不僅產生了天文學，更為重要的是，古人依靠它的原理創造了長壽的方法，即古代的仙道。圖D24所表現的有氣功內丹運轉法輪；有的表現太極拳動作，如單鞭、倒攆猴、雲手、攬雀尾、斜飛式、玉女穿梭。仙道通過內氣的周天運轉，改善人的體質。以後又發展成獨特的武術形式，如八卦掌與太極拳。這些方法又被不斷完善整理，形成各種流派。道教、佛教出現以後，修行者把它傳入到宗教之中。

太極 八卦之源與健身養生

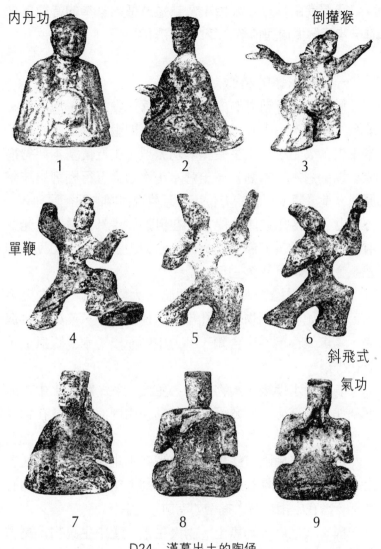

内丹功　　　　　　　　　倒攦猴

單鞭

斜飛式

氣功

D24　漢墓出土的陶俑

1. (23:1)　2. (23:2)　3. (23:3)　4. (23:4)　5. (23:5)
6. (23:6)　7. (23:7)　8. (23:8)　9. (23:9)

第四章　天人之道

我們就由形意、太極、八卦這幾種內家拳的特徵，來進一步了解武術與傳統哲學的內在聯繫。

一、內家拳的特徵

形意拳五行勁力的內勁表現為劈、鑽、崩、炮、橫，即金、水、木、火、土。以五形相生即金生水，水生木，木生火，火生土，土生金為練功原理，由五個基本架勢構成。以金剋木，木剋土，土剋水，水剋火五行相剋為技擊原理。拳法體現河圖的方位，用意體現河圖的五行原理。

劈：陰陽相遇產生能量，在自然界中為雷電，金光四射。劈拳如春雷霹靂不及掩耳，勁力由上而下，如鬼斧神差（金氣肺氣），意在無名指。

鑽：雷電過後，則雲霧翻騰，大雨交加，謂之金生水。鑽拳如春雨潤物，無孔不入，連續不停，又如山洪海嘯，蕩滌無存。柔中含剛，勁力由內而出（水為腎氣），意在小指。

崩：雨水過後，萬物復蘇，生機盎然，謂之水生木。崩拳如木苗破土，迎難而進。其勁力由內而外，意在拳峰（食指與中指）（木為肺氣）。

炮：木之極陽，暴烈必燃，謂之木生火，火之迅猛燃上。炮拳如山崩地動，摧枯拉朽。勁力由下而上（火為心氣），意在中指。有「握拳如卷餅」之說。

橫：火之燃後為焦土，謂火生土，土中生萬物，萬物復於土。橫拳有中、正、直之氣勢，可產生左右擺動之力，如同千里決堤，鋪天蓋地。意在拳心勞宮穴（土為脾胃之氣），因此有「練橫不見橫，見橫不為能」之說。

這五種由五臟六腑之氣形成的勁力渾厚無比，是內家拳勁力的源泉。在精神意志統一作用下，內勁的走向、趨勢形成外在勁路，用於技擊。

太極拳講平心靜氣，淡泊寧靜，無爭無慾。勁路為聽、靈、懂、問、靜；沾、黏、連、隨、鬆；敷、蓋、對、吞、空。如行雲流水，緩緩而動，接連不止。又如九曲黃河，彎彎繞繞，緩急相間，遠遠望去，天地相連。這種源源不斷的勁力，在技擊中可以達到取之不盡，用之不竭的效果。拳勢體現宇宙一氣流動、陰陽轉換的境界。

八卦掌講周天運轉，飛星穿梭。勁路為滾、鑽、沾、裏、定；橫、豎、起、落、撐；扣、擺、穿、翻、送；撥、撩、蕩、摩、橫；長、短、抖、彈、擎。因此，八卦掌套路如流星趕月，川流不息；又如順風揚帆，一日千里；又如雲霧變化，繚繚繞繞，透透綿綿。這種清靈透空的內勁，在技擊中可以達到千變萬化、奧秘莫測的效果。走圈體現河圖的原理，換掌體現洛圖的原理。

孫子曰：「凡戰者，以正合，以奇勝。故善出奇者，無窮如天地，不竭如江河。終而復始，日月是也。死而復生，四時是也。聲不過五，五聲之變，不可勝聽也。色不過五，五色之變，不可勝觀也。味不過五，五味之變，不可勝嘗也。戰勢不過奇正，奇正之變，不可勝窮也。奇正相生，如循環之無端，孰能窮之？」

二、技擊原理

內勁發出的渾元一體，內核裂變與聚變之勁力，技擊時表現在外，一瞬間可以產生八方的變化，破壞敵人力的

平衡。但是達到這個過程，離不開身體動作協調，因此，單純的內勁尚不足完成技擊。這就需要將武術進一步合理化、科學化、實用化。各種流派就有各自的長處。

形意拳打拳之勢，如猛虎下山，側重於手形，技擊時產生迅猛之勢，硬打硬要，無遮無掩；因而善攻、善克。

太極拳打拳之勢，如踏冰、如貓行，側重於身形，技擊時產生虛靈之勢，「蚊蠅不能落，一羽不能加」，亦接亦要，也遮也掩，即引即發；因而善化、善發。打人不過一開一闔而已。

八卦掌打拳如攔驚（馬），練拳如趟水，足下生威，以巧妙取勝，全在氣勢吞吐之間，不接不要，先引後發，避青就紅。

孫子兵法曰：故策之而知得失之計，作之而知動靜之理，形之而知死生之地，角之而知有餘不足之處。故形兵之極，至於無形；無形，則深間不能窺，智者不能謀。因形而錯勝於眾，眾不能知；人皆知我所以勝之形，而莫知吾所以制勝之形。故其戰勝不復，而應形於無窮。夫兵形像水，水之形，避高而趨下；兵之形避實而擊虛。水因地而制流，兵因敵而制勝。

軍事上按照八卦方位變化來區分稱為陣式、陣法；武術中用「架勢」表現，由此內家拳在技擊中產生了「陣法」與「陣式」，「陣法」與「陣式」必須合於陣理，即道理。太極拳、八卦掌等自然要合乎五行八卦之理。各種拳法有各自的技擊秘法，儘管各種「陣法」不同，但是卻有共同的特徵，動作簡單、有效，沒有花架，這是由實戰技擊的客觀性決定的。公開的「陣法」與不公開的「陣

法」，其實只有一步之隔，非明人指點不易參悟。

由「陣法」而產生「陣式」「局勢」；武術稱為氣勢，各種內家拳氣勢不同，各有特徵。

形意拳技擊「陣法」：秘傳的形意八法（俗稱二十四把，由硬八手、軟八手、中八手構成），凝聚了形意拳的技擊精華，在技擊中快如閃電，體現出形意主攻的特徵。

太極拳技擊「陣法」：掤、捋、擠、按、採、挒、肘、靠。眾所周知，俗稱太極八法。

公開的太極八法為連用，以培養身形靈活、善於隨時變化的功夫；保密部分為單用，在技擊對敵時毫不留情，一觸即發。它體現出太極拳以腰為軸，產生混元八方之力，體現出太極拳以防為攻的特徵。

八卦掌技擊「陣法」：推、托、帶、領、搬、攔、截、進。俗稱八卦八法。它與太極拳相反，公開的部分為單用。平時靠單操訓練，專以培養技擊技藝水平；保密的部分為連用，用於與武林高手切磋之時，它體現出八卦掌步法神出鬼沒的奧秘所在。而「八大蹚撲」，則體現八卦掌技擊透體凌空勁的威力。

技擊是古代你死我活實戰中的經驗總結，非臆斷可知。故習武不可不知內家拳，練拳不可不知拳外尚有玄機。

孫子兵法曰：「激水之疾，至於漂石者，勢也；鷙鳥之疾，至於毀折者，節也。是故善戰者，其勢險，其節短。勢如彍弩，節如發機。紛紛紜紜，斗亂而不可亂也；渾渾沌沌，形圓而不可敗也。亂生於治，怯生於勇，弱生於強。治亂，數也；勇怯，勢也；強弱，形也。故善動敵

者，形之，敵必從之。予之，敵必取之。以利動之，以卒待之。故善戰者，求之於勢，不責於人，故能擇人而任勢。任勢者，其戰人也，如轉木石。木石之性，安則靜，危則動，方則止，圓則行。故善戰人勢，如轉圓石於千仞之山者，勢也。」

在「陣法」「陣式」的基礎上，配合勁力變換而輔以身軀、肢體的動作稱為招式，實際上都是破壞敵人勁力平衡的技巧與法術。隨著個人的意志，動作創造的數量在不斷改變。

太極拳基本上為三十七個不同招式銜接而成。拳的架式數量不同，但寓意、寓理卻相同，反映出傳統文化的特徵。如 108 式：108 = 36 + 72，內含天變之數 36 和地變之數 72。85 式記錄河洛圖中的星數。簡化 81 式內：81 = 9 × 9，伏羲治曆運用九九之方圓之數，呈祥之意，此外還有 24 式等，反映出不同時代、不同方式傳遞特徵。

形意拳有十大形、二十四錘、十二形、二十四把（秘傳）等，含有自然變化之意。暗含河洛圖宇宙之理，有天地之象，天干地支之意。

八卦掌則為八個母掌構成八式，由定勢、活勢、變勢構成，最後達到招式無窮變化而不再有定勢。無形無勢，暗含八卦變化無盡無休之意，演示宇宙運動；追星趕月，循環往復，以武演道，天地人三盤合一。

孫子兵法曰：「故兵無常勢，水無常形；能因敵變化而取勝者，謂之神。故五行無常勝，四時無常位，日有短長，月有生死。」

法術好像打狼一樣，形意、太極、八卦掌各有一套打

太極 八卦之源與健身養生

法。

形意拳技擊要求把狼堵在洞內，不讓狼有回旋餘地，而把狼當場打死。

太極拳技擊要求把狼調下平川，讓狼耍盡威風以後，而把狼當場活捉。

八卦掌技擊則事先準備好一個圈套，引狼出洞，不知不覺之中把狼當場套住。

三、技擊要素

謀略是兵家克敵的法寶。技擊水平高低由　個人的謀略、方法、手段決定。因此，能在謀略、技術、技巧、方法手段上高人一籌者勝；能在膽略、氣勢、形勢上強人一籌者勝；能在體質、體力、體魄方面優人一籌者勝。

中國最著名的古代軍事方法為八卦陣，它融入了河洛圖之數變化（《孫子兵法》九變篇即此意，九變為洛圖之理，九地為八方與中心）之科學道理。《兵略纂聞》說：「黃帝按井田作八陣法，以破蚩尤。古之名將知此法者，惟姜太公、孫武、韓信、諸葛孔明、李靖諸人而已。」由於八卦陣的理論一直在道家秘藏，惟有以道家哲學為指導的拳法中暗含著古代八卦陣法。

孫子兵法最適合內家拳的技擊應用。八卦掌、太極拳的技擊秘訣、秘法具體體現孫子兵法。軍事常勝的法寶，也是技擊決勝的法寶。

孫子曰：「知己知彼，百戰不殆。」知己而不知彼，知彼而不知己，險象環生，勝負難握；不知己也不知彼，戰則必敗；有備而戰之勝，不備而戰之敗；善於應戰則

勝，不善於應戰則敗；善於靈機應變而勝，不善應變、墨守成規者敗。戰爭的勝負遵循這個原則，現代形式的軍事作戰與古代形式的武術技擊也完全遵循這些原則。

古今中外大規模戰爭、戰鬥和小規模格鬥都證明了這個原則是正確的。

孫子曰：「是故不知諸侯之謀者，不能預交，不知山林、險阻、沮澤之形者，不能行軍。不用嚮導者，不能得地利；故兵以詐立，以利動，以分合為變者也；故其疾如風，其徐如林，侵掠如火，不動如山，難知如陰，動如雷震；……先知迂直之計者勝。此軍爭之法也。」技擊無不如此，很多著名的技擊家在技擊上久負盛名，立於不敗之地，往往遭到敵人的暗算而遺恨終生。習武者當慎思、深思、神思此理。

智慧是技擊的勝負的關鍵，它包括敵我雙方的局勢判斷，包括如敵我雙方的實力、虛實的變化、可能的應敵方法、可利用的客觀條件等。在處於最危險不利的情況下，以最快的速度做出最有利的選擇，讓敵人從優勢轉為劣勢而後克敵取勝。

形意拳強調：形接意發，有我無他，打發一致；以我為主，搶勢奪位，令敵倉皇應戰，措手不及。

太極拳強調：神接意發，捨己從人，後發先至；客隨主便，引進落空，令敵六神無主，不戰而潰。

八卦掌強調：神引妙發，無我無他，先發先至；設下陷阱，十面埋伏，令敵莫明其妙，而自投天羅地網。

太極拳八卦掌論技擊為：陰陽虛實之道，轉換開闔之理，即五行生剋之道，八卦相變之理。

太極 八卦之源與健身養生

五行八卦講陰陽虛實、陰陽相生相剋、循環往復、周而復始的運動規律，技擊之道千變萬化不出此理。有法可依，無法從有法中來。有法發展到無法，無法勝於有法。

　　孫子曰：「夫未戰而廟算勝者，得算多也，未戰而廟算不勝者，得算少也。多算勝，少算不勝，而況於無算乎！」又云：「軍事之難者，以迂為直，以患為利。故迂其途，而誘之以利，後人發，先人至，此知迂直之計者也。」

　　又曰：「凡先處戰地而待敵者佚，後處戰而趨戰者勞。故善戰者，致人而不致於人。能使敵人自至者，利之也；能使敵人不得至者，害之也。故敵佚能勞之，飽能饑之，安能動之。出其所不趨，趨其所不意。……故善攻者敵不知其所守；善守者敵不知其所攻。」

　　「……微乎微乎，至於無形，神乎神乎，至於無聲，故能為敵之司令。進而不可禦者，衝其虛也；退而不可追也，速而不可及也。故我欲戰敵雖高壘深溝，不得不與我戰者，攻其所必救也；我不欲戰，畫地而守之，敵不得與我戰者，乖其所之也。……故策之而知得失之計。」

　　「……昔之善戰者，先為不可勝，以待敵之可勝。不可在己，可勝在敵。故善戰者，能為不可勝，不能使敵之可勝。故曰：勝可知而不可為。不可勝者，守也，可勝者，攻也。」

　　「……守則不足，攻則有餘。善守者，藏於九地之下，善攻者，動於九天之上，故能自保而全勝也。……故善戰者，立於不敗之地而不失敵之敗也。是故勝兵先勝而後求戰，敗兵先戰而後求勝。善用兵者，修道而保法，故

229

能為勝敗之政。」

　　武術技擊完全遵循這裡的兵法之原則。故三軍可以奪氣，將軍可以奪心。「……故善用兵者，避其銳氣，擊其惰，歸此治氣者也。以治待亂，以靜待嘩，此治心者也。以近待遠，以佚代勞，飽待饑，此治力者也。無要正正之旗，勿擊堂堂之陳，此治變者也。」

　　「……故將有五危：必死，可殺也；必生，可虜；忿速，可侮也；廉潔，可辱也；愛民，可煩也。凡此五者，將之過也，用兵之災也。覆軍殺將，必以五危，不可不察也。」

　　「……所謂古之善用兵者，能使敵人前後不相及，眾寡不相恃，貴賤不相救，上下不相扶，卒離而不集，兵合而不齊。合於利而動，不合於利而止。敢問：敵眾整而將來，待之若何？曰：先奪其所愛，則聽矣。兵之情主速，乘人之不及，由不虞之道，攻其所不戒也。」

　　「……故善用兵者，譬如率然；率然者，常山之蛇也。擊其首則尾至，擊其尾則首至，擊其中則首尾俱至。敢問：『兵可使如率然乎?』曰：『可。』夫吳人與越人相惡也，當其同舟濟而遇風，其相救也如左右手。是故方馬埋輪，未足恃也。齊勇若一，政之道也。剛柔皆得，地之理也。故善用兵者，攜手若使一人不得已也。」

　　「……敵人開闔，必亟入之。先其所愛，微與之期。踐墨隨敵，以決戰事。是故始如處女，敵人開戶，後如脫兔，敵不及拒。」

　　膽略是發揮技擊水平的關鍵。面對數倍於己的敵人，或體力、聲勢、功夫強於自己的敵人，要發揮出戰勝敵人

的無畏精神。由於內家拳依靠道家哲學觀，樹立鐵肩擔道義精神思想，生死超然於外，自然能夠在技擊中臨危不懼。

孫子曰：「凡治眾如治寡，分數是也；鬥眾如鬥寡，形名是也；三軍之眾，可使必受敵而無敗者，奇正是也；兵之所加，如以碫投卵者，虛實是也。」

技擊藝術離不開自然科學道理。古技滲透玄機，學藝必須先求同於古人，後求脫於古人，不落窠臼獨闢蹊徑。「學然後知不足」，不學、不知則自以為是，在實戰中要付出生命的代價。藝無止境，所謂行千里路，讀萬卷書，方可能理解。「山山有奇峰，處處有奇秀」「山外有山，人外有人，天外有天」的深刻含意。惟此，才能體驗到技藝之奧妙無窮之處，才能達到「青出於藍而勝於藍」。

孫子曰：「知吾卒之可以擊，而不知敵不可擊，勝之半也；知敵之可擊，而不知吾卒之不可擊，勝之半也；知敵之可擊，知吾卒之可以擊，而不知地形不可以戰，勝之半也。故知兵者，動而不迷，舉而不窮。故曰：知彼知己，勝乃不殆；知天知地，勝乃不窮。」

四、武術的最高境界

《易經》「履」卦記錄了武術的訓練方法：

履虎尾，不咥人，亨。

敵人正面的進攻極為凶狠，我以斜取正，深入敵後，就像踏住虎尾一樣不會受到任何傷害。

初九，素履往，無咎。

武術練習條件簡單，就地取材，平裝素裹的穿戴即

可，只要日復一日堅持，則不必有任何後顧之憂。

九二，履道坦坦，幽　人　貞　吉

（久而久之，腳下有根）即使行走在崎嶇山路上，也如走平地，安然無礙，選擇幽靜之處練功為佳。

六三，渺能視，跛能履，履虎尾，咥人，凶，武人為大於君。

（經過走圈運動）能看到渺小物體微妙的變化，能在不平的地方自由移動，能夠插到敵人背後致敵於死地，不過這種功夫「意欲天下英雄豪傑延命益壽」，如以此傷人則大錯特錯。拳諺上講，心為帥，身為旗，意氣為君，骨肉臣。

九四，履虎尾，愬愬終吉。

輕靈如履薄冰，穩健迅速如履虎尾，如太極拳稱邁步如貓行，合乎自然用意而不用力的運動結果，非常有益健康。

九五夬履，貞厲。步法靈活、迅速，如能夠做到要求大有益處，但是必須刻苦，持之以恆。

上九，視履考祥，其旋元吉。

這種以練神、練眼、練步的功夫，經過考察其發祥源於洛圖丹書的周天旋轉之理。

人體有九竅與九節，內氣在九竅之間流動，九節之間的自由運動，上、下、左、右、前、後六合方位構成人體小宇宙。九野、九星、九州、九窟、九竅、九節都在這六合空間運動，所以天人合一。

虎原本指四象中的白虎，比喻氣的變化，後來發展為煉神、煉氣的功法。在太極拳中稱技擊為「抱虎歸山」，

太極 八卦之源與健身養生

在太極劍術中稱「狸貓入洞」或「白虎擺尾」。而「白蛇吐信」，也是指龍，由「二龍戲珠」而來，暗喻青龍，金鈎釣魚暗喻陰陽魚。攬雀尾暗喻朱雀。

這樣，在武術文化中蘊藏著深奧的哲學，從武術追求的最高境界也可看出這一點。

不止戈不足以為武，沒有術不足以止戈。武術技擊是生殺格鬥之中一種以毒攻毒的辦法，以生殺來反對生殺，以武術的辦法懲邪規正、治亂反正。武術技擊過程是正己正人的過程，最後敵我同入正道。而不是惟我獨存，惟我獨生。

中國傳統武術受到傳統文化的博愛、仁慈、容讓、大度等思想影響，追求的是同存共生，共生共融。若能達到不殺生而止戈，不動武而治亂，那才是武道的最高境界。這就要求以更高的降敵技術作保證。

以武修道，以武護道，不過是一些人選擇的一種生命修煉方式。以武行道，以武修心，以道正心是所有習武之人必須歸依的武術正途。

道法合於自然大法，合於乾坤宇宙，將個人之心歸於公心，融入對自然、對人類、對生命的熱愛之中。所謂神武不殺，這才是技擊追求的境界。將武術技擊作為一種生活中的情趣，猶如吟詩品茗，回味無窮。惟此才是不武之武，非術之術。

孫子兵法曰：「夫用兵之法，全國為上，破國次之；……是故百戰百勝，非善之善者也；不戰而屈人之兵，善之善者也。故上兵伐謀，其次伐交，其次伐兵。」「非利不動，非得不用，非危不戰。主不可怒而興師，將不可以

慍而致戰。合於利而動，不合於利而止。怒可以復喜，慍可以復悅，亡國不可以復存，死者不可以復生。是故明主慎之，良將警之，此安國全軍之道也。」武術技擊之道莫過如此而已。

戰爭從軍事策略制定到軍事方法的實施過程，是不可分割的。不戰而屈人之兵者為上上策；戰而屈人之兵者為下策，戰而不能屈人之兵者為下下策。戰爭對於兵家來說，戰為下策，是不得已而為之。既然戰必求勝，勝以屈人之兵。惟有屈人之兵，才是實現不戰的最好辦法。有備而戰，戰無不勝也是武術運動的目的。

自衛、技擊格鬥在不得已情況下而為之事，既然技擊必須求勝，任何流派的武術從整體設計到練習過程是否合理、科學，都要在技擊實踐中得到檢驗。

戰爭的軍事原理適用於武術，武術的技擊法則同樣適用於戰爭。軍事家與武術家應當具有同樣的戰略頭腦。武術家應當與軍事家同樣有縝密的、科學的戰術方法、手段。否則武術就無異於野蠻人的格鬥，變成了動物間的生猛打鬥。這就要求武術運動要發揮將帥與士兵的雙重作用，既能有戰略思想，又能有戰術方法。

五、八卦掌原理與拳譜

莊子曰：「古之真人，……其息深深，真人之息以踵，眾人之息以喉。」「踵息」即是武術運動中的十二經絡間的循環往返運動。

八卦掌的內功是以腹部八卦周天運動為主，也就是以金丹原理圖的運動為主，經由「走圈」中「轉丹」，實現

太極 八卦之源與健身養生

元氣與十二經絡的調動，促進體內陰陽平衡。在趟泥步練習過程中，把道家「丹功」的靜功之法，結合在行步走轉過程中，由長期的「趟泥步」與「走圈」，與單換掌、雙換掌或「獅子滾球」的基本功運動，由以步帶腰，以腰帶手，滾鑽爭裹，擰翻走轉運動來實現的。

因此，八卦掌動作始終是目隨手動，以心行氣，使清靈之氣在體內循環往復，氣蕩神斂，透過內氣引導帶動身體外動。這樣，外形就會給人一種連綿不斷的感覺。其要領必然分清陰陽、虛實，即三陰與三陽之間的流動，主次分明，即左右行氣時的行氣路線。這樣，使周身　氣，發於腿，主宰於腰，行於四梢（筋骨血肉的梢節），達到養年益壽的目的。以洛圖為理產生的九宮，把十二經絡的正反經絡運動形象而巧妙地表現出來，這也是八卦掌重視河洛圖的根本原因。

武術家中秘傳的宋代軍事家、武術家、抗金名將岳飛傳承的《內功經》（卷一）中記載：「內功之傳，脈絡甚真，不知脈絡，勉強用之，無益而有損。前任後督，氣行滾滾。井池湧泉，發勁循循。千變萬化，不離手本，得其奧妙，功乃無垠。尻尾升氣，丹田煉神。氣下於海，光聚天心（即天目穴周圍）。頭正而起，肩平而順，胸出而閉，背平而正。足堅而穩，膝屈而伸，襠深而藏，肋開而張，氣調而勻，勁鬆而緊。先吸後呼，一出一入，先提後下，一升一伏，內有丹田，氣之歸縮，吸入呼出，勿使有聲。下收谷道，上提玉樓，或立或坐，吸氣於喉，以意送下，漸至底收。升有升路，肋骨齊舉，降有降所，氣吞於口，通透穿貼，鬆悍合堅，按堅以練步，迫臀以堅膝，圓

禊以堅胯，提胸以下腰。提頦以正項，貼背以轉鬥，鬆肩以出勁。橫勁豎勁，辨之明白，橫以濟豎，豎以濟橫，五氣朝元，周而復始，四肢元首，收納甚妙。天地交泰，水升火降，頭足上下，交換如神，精神光芒，動則飛騰。」

為此，八卦掌身法與姿勢上體現出八形三相。

八形即乾為獅形，坤為麟形，震為龍形，巽為鳳形，坎為蛇形，離為雞形，艮為熊形，兌為猴形。

三相即運動要領，步法行走如龍，輕靈無比，變化不定；身法回身如猴，動靜合法；掌法換掌如鷹，迅猛有力。

為此，要做到十要，即三頂、三扣、三圓、三疾、三挺、三平、三屈、三敏、三垂、三月。

三頂即內氣沿任督二脈線路運行時，頭頂則督脈從尾閭起升氣，舌頂則心竅通氣，任脈降氣，掌頂即氣在十二經絡運行，力貫於四梢，有推山之勢。

三扣即肩扣、掌扣、步扣，使身體的力達於肘尖、指尖、足尖。

三圓即脊背圓、虎口圓、身形圓。實現力由脊背發，增強腕力，氣貫周身，使命門得到鍛鍊。

三疾即身法變化迅速，掌法變化快捷，穿掌準確迅速。

三挺即頸挺、腰挺、膝挺，使精力貫頂，力達全身，有彈簧力。

三平即兩足平起、平落、平走，實現腿力強而活，內氣平穩不散亂。

三屈即兩肱屈、兩股屈、兩腕屈，使力量達於掌、

足、胯。

三敏即心、眼、手敏，使掌法變化無窮，能夠隨機應變，對敵有法。

三垂即氣下垂，肩下垂、肘下垂；使氣行於丹田、谷道經絡之間。

三月即胳膊、腿、手頂呈月牙形。

為了使氣在十二經絡之間通暢，八卦掌特別強調指法，食指勾眉，中指、無名指、小指併攏，大指微扣。還要求前手向外推，後手向下墜，前肘對準後腳跟，後肘對準前腳尖。前股領勁，後股坐勁，鬆肩開竅，氣貫全身。

八卦掌中換掌動作中，運氣十二經絡之間，以神意調動十二經絡的流動方向而產生手、腕、臂、肩、胯、臀、膝、足的力點運動方向，這是八卦掌運用河洛圖原理行氣、換掌的秘密，在八卦掌身法練習的「雲盤飛九宮」（圖D25）中暗藏著十二經絡行氣線路，故稱八卦掌為以武演道，以武傳道，「碾動陰陽，倒轉乾坤」。

董海川首傳於世的八卦掌武藝中，有一種特殊的練習方法，即沿九宮八卦掌線路用掌，這種線路有公開的按照洛圖數順序「雲盤飛九宮」穿行換掌，也有不公開的，按先天八卦圖的方位四正四隅方位行進的「天盤暗九宮」線路以及按照「金丹原理圖」變化方位的「天盤明九宮」線路三種，後兩種線路簡稱「天盤九宮八卦」，授限於門人高徒之間。

「暗」即在八卦方位上排列的夜空星宿之意，所以也稱「鬼八卦」，「明」即晝夜可見的天體運動星宿之意，也稱「神八卦」，知道「丹書」原理圖的秘密，就不會為

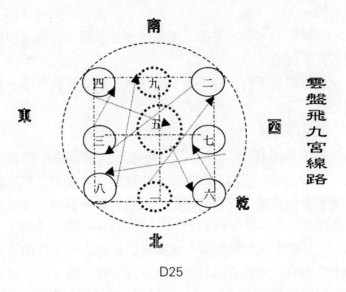

D25

（註：圖中符號一為手三陰經，二為手三陽經，三為足三陽經，四為足三陰經，五為中丹田，六、七、八、九為左右對稱的十二經絡）

天體之神秘所恐慌，故有「以道莅天下鬼神不泣」之說。

「天盤明九宮八卦掌」線路（圖D26）把金丹原理圖演變成武術運動形式保存下來，董海川只傳授給數位弟子。它以金丹圖為主起於中心歸於中心，向西北方位「乾」位運動，經過九宮內的走轉歸於中心，合於丹書原理圖數理產生的後天八卦圖。

「天盤暗九宮」，是以河洛圖為主的九宮八卦掌，起於中心向正北方向運動，經過九宮內的四正、四隅方位走轉運動收於正北，合於河洛圖表現的八卦方位星宿排列位序。

太極 八卦之源與健身養生

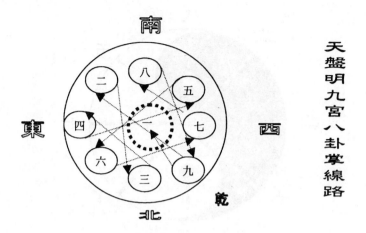

天盤明九宮八卦掌線路

D26　天盤明九宮八卦掌線路

六、太極拳原理與古拳譜

「金丹原理圖」出現後，道家根據伏羲的「六合」宇宙運動原理圖中的方位標記東南西北中，與宇宙演變的能源五氣，即金木水火土結合起來，將天干與五行方位配合「六合」原理圖演變成東方甲乙木、南方丙丁火、西方庚辛金、北方壬癸水、中央戊己土的太極圖，這樣「六合」原理圖由單一的天文學圖形，轉化成中國哲學圖形。

這些圖的不斷演化逐漸成為現代的八卦與太極合一的圖形（圖D27）。

從古代文獻可知，早在戰國時期的《孫子兵法》「黃帝戰四帝」一文中就記錄了太極圖的特徵「……左旋，右陰，順時，柔順……」漢代以後八卦太極圖得到廣泛傳播，在天文學儀器中已經使用八卦太極合一圖形，宋時期

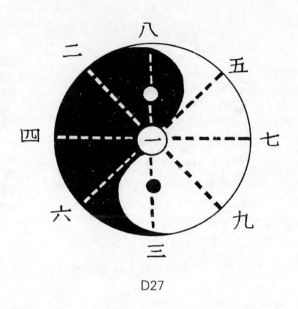

D27

的周敦頤（1017～1073）也作了太極圖（簡稱周子太極圖），明初的《六書本意》中把太極圖與八卦圖結合一起的圖形稱為天地自然圖。大約在這個時期，太極圖得到廣泛傳播。

太極拳也是金丹原理圖的產物，傳統的太極拳中，由太極步法以及盤架中的「實步轉換」（註：簡化太極拳改為虛步轉換）和目光的調整實現內氣循經導絡，以內動帶動外形的方法來實現的。太極拳中要求注意目光內視和外視的轉換，內視即內氣下行經由手三陽與足三陽時心理配合，目光外視即內氣上行通過足三陰、手三陰時心理配合運動而產生「神意內斂，外示安逸」的運動效果。

故太極拳論上講「以心行氣」，勿令氣沉著，「以氣運身」，勿令身隨順，這樣才能「動如九曲之珠」，即內

太極 八卦之源與健身養生

氣行於人體九竅時產生的連動，外形如江河之水，呈現滔滔不絕，蜿蜒流動之勢。

下面列出董海川弟子宋長榮秘傳的八卦拳譜，以供研究參考。

八卦六十四掌（董海川眞傳）

（承傳源流：董海川→宋長榮→ 趙彥榮 趙錫亭 →尉劍鋒）

第一路

1. 起勢　2. 雙探掌　3. 斜推掌　4. 橫截掌　5. 挑掌　6. 下摭掌　7. 上引掌　8. 下砍掌　9 跳起橫蹚　10 三劈掌　11. 連環掌　12 八卦勢

第二路

1. 偏踹腿　2. 斜砍掌　3. 雙推掌　4. 海底撈月　5. 雙輪掌　6. 提膝下砍掌　7. 斜飛掌　8. 偏踹橫蹚　9. 左右八卦勢

第三路

1. 半開門　2. 輪背五掌　3. 上探掌　4. 下扎掌　5. 上引掌　6. 雙捋手　7. 上推　8. 摟腿　9. 平推　10. 回身八卦勢

第四路

1. 五行掌　2. 上步橫蹚腿　3. 轉身橫蹚腿　4. 雙引掌　5. 雙撐掌　6. 閉手　7. 走後方雙推掌　8. 左右八卦勢托肘

第五路

1. 雙揲掌　2. 抹眉掌　3. 蹺腿　4. 雙推掌　5. 雙砍掌　6. 閉手　7. 撩手童子腿　8. 反輪背　9. 八卦勢

第六路

1. 三舞掌　2. 捋手順踢腿　3. 左蹺腿　4. 右偏踹
5. 左橫蹬　6. 坐盤勢　7. 跐子腳　8. 單推掌　9. 八卦勢

第七路

1. 大開門　2. 披肋掌　3. 閉手　4. 迷魂掌偏踹
5. 五雲式　6. 猛擊腿　7. 托八掌　8. 回身八卦勢

第八路

1. 單捋掌　2. 托肘偏踹　3. 左穿掌　4. 後穿掌　5. 單
劈掌　6. 兜掌　7. 抖身掌靠身　8. 抖身八卦勢

先天無極八卦掌（又稱老八掌，董海川眞傳）

1. 先天單換掌（主穿字）

2. 熊形雙換掌（主搬字）

3. 迷魂蓋頂掌（主攔字）

4. 金龍盤柱掌（主纏字）

5. 白馬取蹄掌（主撐字）

6. 撐身三穿掌（主轉字）

7. 上挑下披掌（主走字）

8. 貓（虎）形下壓掌（主翻字）

龍形八卦掌（此拳譜由後人整理）

1. 潛龍出水（抱手抖掌主推字）

2. 青龍探爪（撐手合掌主托字）

3. 烏龍絞柱（仰手晃掌主代字）

4. 白龍過江（俯手蓋掌主領字）

5. 金龍蕩海（橫手回掌主搬字）

太極 八卦之源與健身養生

6. 二龍戲珠（撩手翻掌主扣字）

7. 玉龍轉身（按手螺旋掌主劈字）

8. 懶龍盤道（捋手挑掌主進字）

游身八卦掌（此拳譜由後人整理）

1. 葉裡藏花（靠身閉手單換掌扣擺步主活字為澤）

2. 龍鳳游天（游身雙換掌蹬跨步主圓字為水）

3. 嫦娥奔月（轉身掄劈掌踩踏步主靈字為金）

4. 長虹貫日（披身勾掛掌擺蓮步主巧字為火）

5. 飛雪迎風（摩身纏絲掌旋風步主順字為風）

6. 乳燕穿柳（摩身擂錘掌連環步主化字為木）

7. 星回斗轉（繞身推手掌七星步主連字為雷）

8. 倒拉風舟（背身平穿掌仙人步主綿字為山）

（1991年3月6日宋派五代傳人於河川、張澤民師父提供）

附文一：

宋派八卦掌的特徵

宋派八卦掌手型為瓦攏掌（其中的龍行八卦掌的掌型是龍爪掌），這是不同於程派、尹派牛舌掌之處。手型雖異，但練功要領及原理是一致的。

瓦攏掌手型是宋派八卦掌的一個主要特色，拇指外展，其餘四指併攏向裡扣擰。

宋派八卦掌起勢為三盤式，如先天八卦掌是在八卦圈上按順時針軌跡方位運動，開始起勢。

1. 面南背北而立，然後，兩足尖均向左動，兩掌均稍向右，右掌在前，左掌在後，右掌肚與左足跟相對，兩腿

成剪子形狀，勁在兩腿之間，身往下坐，上身要直，頭正頂直，垂肩墜肘。

2. 提氣，提肛，含胸收腹，塌腕手頂，兩虎口要圓，大拇指外展，其餘四指裡扣，氣到手指。

3. 前腳虛，後腳實，以迅速變化，緊襠吸胯，兩膝相抱，步如趟泥，雙膝緊併而行，走轉時平起平落。

4. 舌頂上腭（接通上鵲橋），眼觀虎口（形成準線），前手與眉齊，後手貼肋下，兩肩水平形成天平定擺，轉掌如擰繩形成合力，走螺絲勁。

5. 心平氣和，氣沉丹田後沿谷道（任督二脈的交接通路）直達百會，上身肩垂肘，肘垂手，以連通十二經絡，則氣到手梢，後手貼肋，四指併攏一如前手。

6. 肩墜腰，腰墜胯，胯墜膝，膝墜足則氣到腳趾，走轉時不前俯後仰。

7. 裡腳外擺，外腳裡扣。

8. 由慢求快，手腳隨和，氣血調順，由隨和調順之中再深究形體正確，追求用勁是否，速度由慢至快，久之，走轉自如，初練轉大圈，漸之轉小圈。

9. 練功時十分注重呼吸，用鼻不用口，輕入緩出，避免肺氣膨脹傷害五腑六臟，初練可走三步一吸，三步一呼，久之，八步一吸，八步一呼，到達一定程度時則進入體呼吸進而出現胎息。到此時，用意念提氣、調氣，方法是舌抵上腭，使氣息深深歸根，入下丹田，下丹田中的「九竅」連通十二經脈，與任督二脈、帶脈、沖脈等形成連動，支撐身體在各個方位角度運動，術語稱其為「太極渾圓球」或「混元太極球」。

太極 八卦之源與健身養生

掌法練習，步步深入淺出，初練上盤，純熟後練中盤，年久後練下盤，三盤即精，內勁自明，當功夫到達一定程度時，腳下的「八卦連環步」（簡稱八卦步），與身上的「剛柔混元太極球」（簡稱太極球），以及掌中的「陰陽變化五行輪」（簡稱五行輪）三者合成一體。「腳踏八卦，懷揣太極，手運五行」形成變化不定之勢，才能運用出神入化，達於妙境，到達這個境界後，方曉武術的三味，精、氣、神真意，頓覺，古人不欺吾也。

八卦掌功法中的內五行（人體五行中，心、肝、脾、肺、腎經絡在掌中的渦旋狀行氣之勁路），內八卦（內氣在腹部周天輪迴），內太極（腳步虛實運動形成的內氣轉化）的運動中，方位、方向、起始點都與八卦、太極理論密切相關，有物可指並非虛言，它與外五行（天體東、南、西、北、中方位的定位），外八卦（四正與四隅方位上的相對運動變化），外太極（混元之一氣在空間陰陽平衡運動）不可分離，方可理解，董海川做八卦掌六十四歌訣「混元一氣走天涯，八卦真理是吾家，招招不離腳變化，站住即為落地花」的奧秘，可知古代哲學與科學的結晶，天、地、人三合一的理論內涵的重要。

（註：走天涯指八卦掌運動的軌跡在大圓周上自由自在，循環往復，大圓周軌跡也稱「無極」或「周天」或「天道」）

宋派八卦掌同其他八卦掌一樣，每一掌變化八掌，演練成八八六十四掌，每掌又以推，托，帶，領，搬，扣，劈，進分別明確主要掌法。

每掌先以右演練一遍後，換為左勢演練，以應陰陽變化之數，合二而一，正反練後再練下一掌，八掌可不分前

後次序隨意走轉。

六十四掌是六十四個打法招數，可以一招一式練習，也可連貫起來練，初練走直趟，熟練後走圓圈。

六十四手又可以二人對練，組成二十四式，直至一百二十八式。

在轉掌功法練習過程中，雙手可戴1公斤或數公斤鐵環，掛磚，墜石，同時還有站、走、木樁、鐵砂掌、鷹爪力、踢打木人沙袋等練習，久之可產生剛柔並濟之力，掌到氣到，自得其妙。

（全文根據1990年任鶴敏、張立成作《八卦掌名家尉劍鋒》修改補充）

附文二：

八卦掌點滴

八卦掌自「仙人」流傳下來，根據考古資料研究至少經歷了六千年以上的歷史，在漫長的歷史波濤中，已經無法將每個時期的傳人記錄下來，況且，比起伏羲的偉大發明，任何一個傳承者都不過是承前啟後的紐帶而已，故在八卦掌等為代表的傳統武術流派中都有「言祖不言師」的美德與習慣。歷代都有高人隱士傳接研究其內在的道理。

八卦掌等傳統武術是先於文字出現的歷史文化產物，因此，在古代文獻中總可以看到其蛛絲馬跡。如：《易經》之{履卦}{益卦}及北魏曹植的《洛神賦》等文獻；宋代抗金名將岳飛傳承的《內功經》（卷一）中記載了有關練習要領。

董海川用「仙傳」將其源流溯回到上古時期，用河洛

太極 八卦之源與健身養生

圖將其功法歸於伏羲發明的陰陽八卦五行學說。

董海川（清嘉慶二年生），河北文安縣朱家塢村人，幼小學藝，名震鄉里。成年後南遊名山大川，又在九華山學藝九年，在民族危亡之時懷報國之志，入世下山。由於在天津的旭街嚴懲來華作惡的日本「武士」，而惹下「滔天大禍」（約五十歲左右），投奔肅王府奕忻府中。

奕忻掌握著國家的外交、軍政的大權，出於自身勢力與實力發展的需要，收下董海川，因此，董海川在這種特定的歷史背景下，作「茶役」，後董為護院總管。此後開始傳藝，開門大弟子為「南宋、北宋」即宋長榮、宋永祥兩人。

董海川在肅王府任「茶役」時，其術為肅王府中的典儀官全凱亭所窺，跪地不起以求其藝，董海川為其誠心所動，收其為徒，自此八卦掌在王宮內開始傳授。

在肅王府任護院總管期間收徒 57 人，辭職後在民間傳授八卦掌武藝，先後有百餘高徒，是此八卦掌開始聞名於世。程廷華派流傳最廣，尹派則在宮中受到皇族青睞，當時的皇帝也向其學習八卦掌。

清朝後期，中華民族受到外強的蠶食鯨吞，董海川關心國事。後因不忍目睹江山為外敵割裂，含恨以內氣打斷命脈自殺，時年 85 歲，世傳「仙逝」。但八卦門的弟子們遵其遺囑在抗擊外敵入侵中華、內寇欺壓百姓的戰爭中，極為勇敢、壯烈，視死如歸。八國聯軍侵佔北京時，程廷華以八卦掌絕技獨戰幾十個侵略者，令二十幾個鬼子上了西天，最後倒在圍兵的槍彈之下。滾滾硝煙戰火之中，尹福保護皇帝西遁，梁振圃在馬家堡路見不平，徒手斃金鏢

趙六等 23 人等。

　　在險惡的歷史環境之中八卦掌傳人武林豪傑們憑借精湛的武功與敵征戰周旋，令敵聞風喪膽，英名遠揚，八卦名掌揚四海，後繼有人。

　　董海川「仙逝」後，八卦掌的傳人們，不斷發揚光大，把八卦技藝與武術的精神傳遍神州各地。1980 年由李子鳴發起，在北京成立了八卦掌研究會，並將董海川的陵墓移入萬安公墓內。

　　董海川的眾多弟子都是帶藝投師的，董海川因材施教，因此在八卦掌中形成了不同風格。現在形成了尹福派、程廷華派、宋長榮派、梁振圃派、劉鳳春派、張占魁派、李存義派等主要流派，程、尹、梁、張、李等派現代均有傳人活躍於海內外武壇，但是作為歷史上八卦掌的主要流派之一的宋派（宋長榮、宋永祥），卻蹤影甚少，很多技藝失傳，十分遺憾。

一百一十八式太極拳譜

●第一路

1. 預備勢	8. 手揮琵琶
2. 起勢	9. 右摟膝拗步（三個)
3. 攬雀尾	10. 手揮琵琶
4. 單鞭	11. 進步搬攔錘
5. 提手上勢	12. 如封似閉
6. 白鶴亮翅	13. 十字手
7. 左摟膝拗步	

太極 八卦之源與健身養生

● 第二路

14. 摟膝拗步
15. 轉身摟膝拗步
16. 抱虎歸山
17. 攬雀尾
18. 斜單鞭
19. 肘底看錘
20. 左右倒攆猴
21. 斜飛勢
22. 提手上勢
23. 白蛇吐信
24. 穿掌勢

25. 白鶴亮翅
26. 摟膝拗步
27. 手揮琵琶
28. 海底針
29. 閃通背
30. 撇身錘
31. 卸步搬攔錘
32. 刁手勢
33. 上步攬雀尾
34. 單鞭

● 第三路

35. 雲手
36. 單鞭
37. 高探馬
38. 分腳
39. 撤步大攄
40. 左高探馬
41. 分腳
42. 轉身蹬腳
43. 左右摟膝拗步
44. 進步栽錘
45. 翻身撇身錘
46. 高探馬

47. 披身蹬腳
48. 翻身大攄
49. 左打虎勢
50. 右打虎勢
51. 二起腳
52. 雙風貫耳
53. 左蹬腳
54. 轉身右蹬腳
55. 掩手搬攔錘
56. 如封似閉
57. 十字手

249

●第四路

58. 摟膝拗步
59. 轉身摟膝拗步
60. 抱虎歸山
61. 攬雀尾
62. 斜單鞭
63. 手揮琵琶
64. 左右撑手勢（三個）
65. 野馬分鬃
66. 迎風擺柳
67. 玉女穿梭
68. 轉身玉女穿梭
69. 手揮琵琶
70. 野馬分鬃
71. 迎風擺柳
72. 玉女穿梭
73. 轉身玉女穿梭
74. 手揮琵琶
75. 玉女穿梭
76. 手揮琵琶
77. 攬雀尾
78. 單鞭

●第五路

79. 雲手
80. 單鞭
81. 下勢
82. 金雞獨立
83. 左右倒撑猴
84. 斜飛勢
85. 提手上勢
86. 白蛇吐信
87. 穿掌勢
88. 白鶴亮翅
89. 摟膝拗步
91. 手揮琵琶
91. 海底針
92. 閃通背
93. 撇身錘
94. 進步搬攔錘
95. 刁手勢
96. 上步攬雀尾
97. 單鞭

●第六路(上段）

98. 雲手
99. 單鞭
100. 摸面掌
101. 轉身迎面掌

太極 八卦之源與健身養生

102. 十字擺蓮腳 　　　105. 上步攬雀尾

103. 摟膝指襠錘 　　　106. 單鞭

104. 刁手勢

●第六路(下段)

107. 下勢 　　　　　　113. 迎面掌

108. 上步七星 　　　　114. 撇身錘

109. 退步跨虎 　　　　115. 高探馬

110. 轉身迎面掌 　　　116. 攬雀尾

111. 擺蓮腳 　　　　　117. 單鞭

112. 彎弓剝虎 　　　　118. 收勢

註：太極拳始於河洛圖問世時代，約 6000～8000 年前，在四川三星堆出土的青銅器中（約 4500～5600 年前），及洛陽出土文物漢代彩陶中都有其功法造型，3500～4000 年前的《易經》中{履}文，《洛神賦》中都記錄了它的源流與特點。

118 式命名緣由，河洛圖數之和為一百，即自然數。天有九星，地有九州，九九重陽，二九之和為十八，代表天地之數。太極拳取宇宙、天地，有自然、合一美滿之意，故成 118 式。拳勢命名中暗示了太極拳源流，拳法運動中包涵一理、二儀、三才、四象、五行、六合、七星、八卦、九宮、天干、地支原理。

太極拳在數千年歷史變遷中，不斷得到完善整理。隱居道士張三豐（1247 年生，遼東懿州人，今遼寧省朝陽地區）首傳於凡世。清初楊露禪廣傳於京城，自此，太極拳聞名天下，傳遍世界各地。

此古拳譜傳播途徑：……張三豐→……山西王宗岳→河南溫縣小留村蔣發→（河南溫縣陳家溝）陳長興→（河

北）楊露禪→楊班侯→楊少侯→（北平，現北京）馬潤芝→（錦縣）劉振山，以後又傳至長春、瀋陽等地。

1994 年鄭志鴻在日本北九州地區開設中國武術自然道場，將這套舒緩動作的 118 勢太極拳（約 45 分鐘），首次公開披露，受到日本各界人士歡迎與喜愛。

古傳五十四式太極劍譜（張三豐傳譜）

●第一路

1. 仙人指路（轉身掐劍訣）
2. 三環套月（退身畫劍）
　　按洛圖星宿的四隅方位運動，三環即暗示三個周天運動的星球軌跡。
3. 接劍式
4. 燕子歸巢（仆步壓劍）
5. 大魁星（獨立反刺）
6. 燕子抄水（仆步壓劍）

7. 左攔掃（左平帶）
8. 右攔掃（右平帶）
9. 小魁星（左虛步撩）
10. 黃蜂入洞（轉身平刺）
11. 獅子搖頭（退步斜帶）
12. 虎抱頭（提膝捧劍）
13. 靈貓撲鼠（跳步點刺）
14. 蜻蜓點水（撤步點劍）
15. 鳳凰展翅（回身雙斬劍）

●第二路

16. 金鈎釣魚（虛步反挑）
　　這裡指陰陽魚順時針畫圈之意。
17. 撥草尋蛇（橫步下截）
18. 探海勢（獨立掄劈）
19. 懷中抱月（虛步回抽）

20. 宿鳥投林（獨立上刺）
21. 烏龍擺尾（退步平帶）
22. 青龍出水（弓步平刺）

太極 八卦之源與健身養生

●第三路

23. 風卷荷花（轉身斜帶）
24. 獅子搖頭（退步斜帶）
25. 虎抱頭（提膝捧劍）

26. 野馬跳澗（跳步平刺）
27. 懸崖勒馬（仰身上架）

●第四路

28. 白猿獻果（併步捧劍）
29. 迎風掃塵（弓步反撩）
30. 白虎擺尾（歇步下截）
31. 順水推舟（進步反刺）
32. 流星趕月（反身劈劍）
33. 天馬行空（歇步壓劍）

34. 挑簾勢（獨立平托）
35. 左車輪（弓步掛劍）
36. 右車輪（虛步掄劍）
37. 大鵬展翅（撤步反擊）
38. 海底撈月（右弓反撩）
39. 探海勢（獨立下刺）

●第五路

40. 犀牛望月（轉身抱劍）
41. 射燕勢（虛步刺劍）
42. 左跨攔（左跨步攔）

43. 右跨攔（右跨步攔）
44. 落花三劍（退步抽劍）
45. 玉女穿梭（轉身上刺）

●第六路

46. 大鵬展翅（側步反擊）
47. 白虎擺尾（斜步帶劍）
48. 獅子搖頭（退步斜帶）
49. 虎抱頭（虛步捧劍）
50. 鯉魚跳龍門（跳步上刺）

51. 烏龍繞柱（撩帶削劍）
52. 懷中抱月（丁步回抽）
53. 風掃梅花（旋身平抹）
54. 金針指南（躍身投劍）
（回到原位）

收勢。

　　五十四式取九重天之意，即天有九野、九星；地有九州、九窟、九泉；人有九宮（包括上九宮、下九宮，也稱上月環、下月環），六×九＝五十四。天圓地方，動靜合一，天人一體，一氣相通。

九宮劍古譜

（董海川→程廷華→李文彪→劉振山→閻世興）

1. 白蛇吐信
2. 帶刺劍
3. 獅子滾球
4. 咽喉劍
5. 夜行勢
6. 連環劍
7. 風摩劍
8. 鳳凰劍
9. 鳳凰單展翅
10. 外飄劍
11. 雲摩劍
12. 二仙指路
13. 跨虎劍
14. 七星八步
15. 追魂劍
16. 仙人掃地
17. 外砍劍
18. 削腿勢
19. 咽喉搜根劍
20. 懷中抱月
21. 轉身劍
22. 外砍劍
23. 烏龍擺尾
24. 九鎖連環劍
25. 收勢劍

太極金扇功古譜(一)（裴錫榮傳授）

　　戰國時期越女劍法盛名天下，皇宮中以扇代劍，習練成風。到盛唐時期則更為廣泛流傳。而在道教聖地武當山，則將其作為武術習練法延傳下來。此功法由武當山道總徐本善傳出，1929年冬裴錫榮先生在紫霄宮向徐道總學習了整套功法，並在20世紀80年代將此法傳出。

預備勢：無極勢站立，放鬆，入靜。

太極 八卦之源與健身養生

●第一路

1. 兩臂側起（落、起、落、起、落）
2. 左手採氣
3. 貫於氣戶
4. 右扇平舉
5. 抽扇上提
6. 肘下雲扇（1、2）
7. 落腳踏扇
8. 撤步開扇
9. 金扇採氣
10. 摩扇亮勢
11. 左腳擺步
12. 下排病氣
13. 上步摩扇
14. 金雞獨立
15. 擺腿轉體
16. 懷中抱月
17. 撤步旋扇
18. 左穿花式
19. 左腳前擺
20. 左右逢源
21. 仙人照鏡
22. 起身旋扇
23. 左穿花式
24. 跟步旋扇
25. 玉蝶驚風
26. 排病撤步
27. 鳳凰展翅
28. 擺步旋扇
29. 雲蓮飄蕩
30. 踢腿顫扇
31. 巧坐金盤
32. 上步穿扇
33. 武當疊峰
34. 旋扇轉體
35. 上步卷扇

●第二路

1. 迎門送客
2. 風捲殘雲
3. 金扇後展
4. 翻江鬧海
5. 金扇內旋（1、2、3）
6. 斜身照鏡
7. 鴛鴦戲水（1、2、3）
8. （左）鴛鴦戲水（1、2、3）
9. 芙蓉出水
10. 左腳上步
11. 懷中抱月
12. 上步旋扇

13. 白鶴亮翅　　　　　15. 回頭望月
14. 上步插步

●第三路

1. 轉體上步　　　　　8. 抱氣拉扇
2. 雲氣捲扇　　　　　9. 上步踢腿
3. 風捲殘雲　　　　　10. 飛燕撲簾（1、2、3）
4. 雨打櫻花　　　　　11. 上步踢腿
5. 腕下生風　　　　　12. 金扇後展
6. 落地開扇　　　　　13. 金扇分火
7. 迎風展扇　　　　　14. 雲氣捲扇

●第四路

1. 雨打櫻花　　　　　8. 翻身送茶（1、2、3）
2. 腕下生風　　　　　9. 翻身送茶（1、2、3）
3. 舉臂開扇　　　　　10. 翻身送茶（1、2、3）
4. 坐花望月　　　　　11. 翻身送茶（1、2、3）
5. 上步抽扇　　　　　12. 葉上滾珠
6. 雲蓮飄蕩　　　　　13. 扣步轉體
7. 扣步轉體　　　　　14. 大鵬展翅

●第五路

1. 天女散花　　　　　5. 龍飛鳳舞（1、2、3）
2. 金花滿地　　　　　6. 排病後移
3. 懷中抱月　　　　　7. 命門貫氣
4. 撒扇飄香

●第六路

1. 擺步轉體　　　　　3. 金扇右旋
2. 上步左旋　　　　　4. 鷂子翻身

太極 八卦之源與健身養生

5. 上步左旋

6. 右旋蓋步

7. 體向右轉

8. 嫦娥奔月

9. 落步左旋

10. 右旋蓋步

11. 體向右旋

12. 遊峰穿葉

13. 轉體上步

14. 穿扇蓋步

15. 轉體擺扇

16. 蓋掌撤步

17. 雲氣翻扇

18. 彩雲飄蕩

19. 右劈左劈

20. 大鵬展翅

21. 轉體插步

22. 白鶴亮翅

23. 退步震腳

24. 金雞獨立

25. 收扇歸原

太極金扇功古譜(二)（裴錫榮傳授）

〔龍鳳雙扇〕

1. 預備勢

2. 起勢

3. 起腿

4. 跟步坐盤

5. 轉身接扇

6. 龍鳳開扇

7. 鳳凰展扇

8. 轉身穿梭

9. 轉身太公釣魚

10. 左右逢源

11. 大鵬展翅

12. 天王托塔

13. 跟步坐盤

14. 轉身大鵬展翅

15. 左右龍行扇

16. 轉身合扇

17. 轉身開扇

18. 左右推扇

19. 轉身開扇

20. 孔雀開屏

21. 孔雀合翼

22. 左右展扇

23. 蓋扇
24. 轉身亮勢
25. 左右推扇
26. 雙背扇
27. 護心扇
28. 雙合扇
29. 白鶴亮翅
30. 轉體擺扇
31. 彩雲飄蕩
32. 雙蓋扇(1-4)
33. 推窗望月

34. 枕扇望月
35. 龍飛鳳舞
36. 鷂子翻身
37. 嫦娥奔月
38. 左右雙剪
39. 大鵬展翅
40. 轉身亮翅
41. 金雞獨立
42. 左右雙擺扇
43. 收扇歸原

太極 八卦之源與健身養生

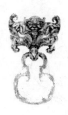

第五章 天道養生法

遠古的聖人們在仰觀天象、俯察地理的過程中，逐漸地認識到人體與宇宙關係，而形成的一套健身養生的功法。符合「天人合一」。

該功源於河洛，理通於易、醫，法於陰陽，和於術數，是祛病延年、修心養性的功法。其修煉分築基煉己；煉精化氣；煉氣還神；煉神還虛；煉虛合道五步。前面篇章闡述之理已可以幫助我們更深一步地理解此功，下面就具體介紹方法。

第一節　坐式功法

1. 左右內運腿

坐在平坦處，全身放鬆，一腿向前伸直；另一腿蜷屈用雙手握住腳跟和腳面部位，對準自己的丹田扳運（腳跟對準自己的丹田）。

腳跟在全息療法上與頭部相通，所以意守這個部位治療失眠有特效，且能強陽。扳運時用數字功記錄之，即意念1357，3357，3579，5579，9999。13579 為金水木火土五行，它代表藥物，念習數字，就是採藥，採藥煉丹，也是煉藥補

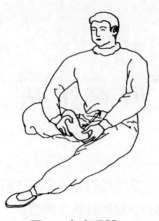
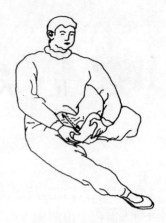

圖1　右內運腿　　　　　　　圖2　左內運腿

丹，煉丹真功，即在於此。右腿扳運後，再扳運左腿。扳運
左腿，與右腿相同，惟方向相反（圖1～2）。

　　扳運腿功，是坐式靜功的基本功，它對治療膝關節炎病
症有特殊效果。腳跟對準丹田，在足部療法上也有，腳跟屬
於生殖部位，有壯陽之效。扳運完畢之後，再由足太陰脾經
的「隱白」至「大包」穴按摩一遍，對消化系統能獲得良好
效果。

2. 左右外運腿

　　坐勢與上勢相同。雙手握住腳跟和腳面部位，由內向外
展運，這種動作，是舒展胯部運動，是治療腰胯毛病。扳運
時仍用數字功記錄，即1357，3357，3579，5579，9999（圖
3～4）。

3. 左右按膝

　　一腿向前伸直，一腿蜷屈，蜷屈之腿腳腕部位搭在伸直
之腿的根部，用手握住腳部，另一手則按於蜷屈之腿膝部，
有節奏地下按，下按時仍用數字功1357，3357，3579，

太極　八卦之源與健身養生

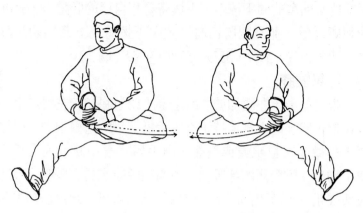

圖3　左外運腿　　　　　圖4　右外運腿

5579，9999。練完右腿再練左腿，雙腿交換練習（圖5～6）。本功對膝胯毛病有良好的治療效果。

4. 蜷腿併腳雙按膝

兩腿蜷屈，兩腳掌相對，腳掌收置襠部，雙手按於兩膝

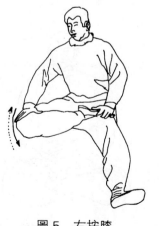

圖5　右按膝

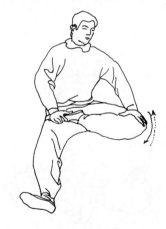

圖6　左按膝

蓋部位有節奏的向下按壓。下按時意想自己的肝膽經，有舒肝利膽之效，並有開胯活血之效。下按時仍念數字功記錄之。即：1357，3357，3579，5579，9999（圖7）。

5. 單盤膝

兩腿盤坐，左腿加於右腿之上，或右腿加於左腿之上成麻花型，盤坐時上身保持正直，舌抵上腭，虛靈頂勁，口微閉，齒微叩，目平視或垂簾。兩手握「子午訣」或「三才訣」均可。呼吸用順呼吸法。所謂順呼吸也稱正呼吸，吸時腹部鼓起，呼時腹部凹下，或用胎息法也可，胎息法功夫深時用之恰當（圖8）。

經典：古文獻有「人能養神，則不死也」。所謂神，謂五臟之神也。肝藏魂、肺藏魄、心藏神、腎藏精、脾藏志，五臟俱傷，則五神去矣。

功理：靜坐時要存念元神，抑制識神，元神乃先天之本，識神為後天之識，元神足則氣固。蓋氣為神之母，神為氣之子，神氣若足，則內丹固矣。

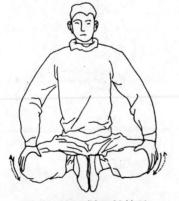

圖7　蜷腿併腳雙按膝

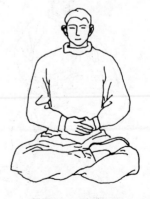

圖8　單盤膝

太極 八卦之源與健身養生

要點：多思傷神，多言傷身，守德於中，育養精神，以靜制思，此練功之本也。

6. 跪腿壓膝

跪腿壓膝，雙腿跪在平坦的位置上，雙手掌心向內貼於大腿上部接近「梁丘」穴位，然後身體上下一起一落的運動，以鍛鍊膝關節的韌性，同時意念膝關節病變的消失（圖9）。

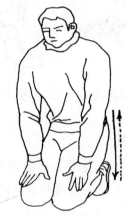

圖9　跪腿壓膝

7. 跪腿壓臀

兩腿保持上勢跪腿姿勢，兩腳外撇，撇至兩腿外側，將臀部坐在平面上，同時也要一起一落地練習（圖10正、背）。此練習能加強血液循環，有舒筋活血之效益，從而消除腿腰之疾病。

8. 雙盤膝揉腳腕

雙盤膝盤好之後，用兩手握住兩腳的腳腕部，輕輕揉動，使腳腕韌性加強，不致有傷筋骨折之虞（圖11）。

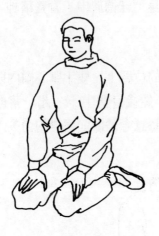

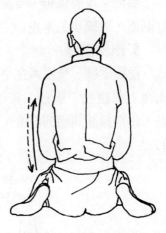

圖 10　跪腿壓臀(正面)　　　圖 10　跪腿壓臀(背面)

9. 雙盤膝摩腳掌

　　雙盤膝如上勢後，用兩手掌摩擦兩腳的腳底板（圖12），摩至發熱為止，這對健身有良好的作用。摩擦時雙掌摩按。

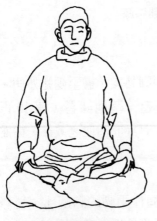

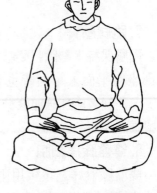

圖 11　雙盤膝揉腳腕　　　圖 12　雙盤膝摩腳掌

太極 八卦之源與健身養生

10. 雙盤膝坐式

雙盤膝時，左小腿加於右腿之上，再將右小腿加於左小腿之上，成一字麻花型的雙盤膝坐式（圖13）。

功理：本功法是性命雙修功法。動則修命，靜則修性。二者必以動靜為基礎，動者氣也，氣者命也；靜者性也，性乃神也，神不離氣，氣不離神，神氣相依，功乃成矣。

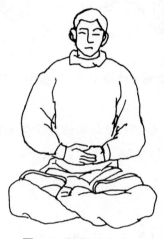

圖13 雙盤膝坐式

第二節 腰腿健美功

1. 蜷腿併腳腰俯仰

兩腳回蜷屈膝於襠前，兩手握住兩腳部位，然後彎腰前俯，頭部俯至地面，一起一俯反覆動作，使腰椎韌性加強，防止腰部疾病發生（圖14①②）。

2. 伸腰抱頭兩側活動

身體坐定，兩腿跪式，兩小腿向臀部兩側撇開，臀部後

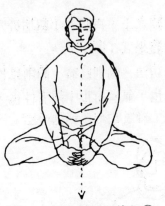

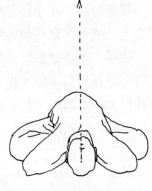

圖 14　蜷腿併腳腰俯仰①　　　圖 14　蜷腿併腳腰俯仰②

坐，兩手由腦後抱頭，向左側倒臥，使頭貼近左腳部，身體
轉正，兩手仍抱於後腦，再向右側傾臥，貼近右腳部位（圖
15①～⑧）。

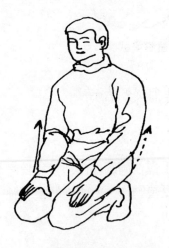

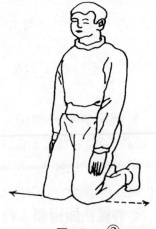

圖 15　伸腰抱頭兩側活動①　　　圖 15 — ②

太極 八卦之源與健身養生

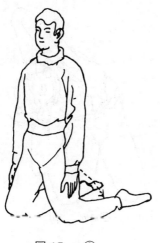

圖 15 — ③

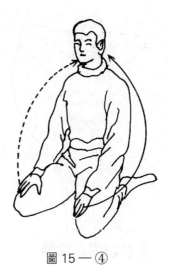

圖 15 — ④

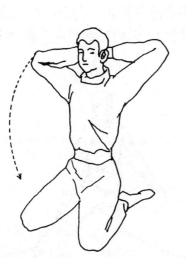

圖 15 — ⑤

圖 15 — ⑥

第五章 天道養生法

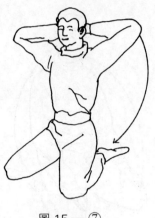

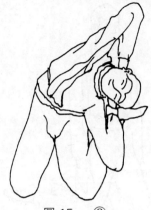

圖 15 — ⑦　　　　　　圖 15 — ⑧

3.膝腿彎屈活動

　　身體坐定如前勢，兩臂上舉，腰腿伸直，左腿向左前方伸直，右腿蜷屈，右腳掌踩於左腿根部，兩手下落，按於兩膝部，然後再蜷左腿，右腿向右前方伸直，以舒筋骨，上勢做完後，再用左右雙手搬住腳掌，頭向腳部伸夠（圖16①～⑤）。

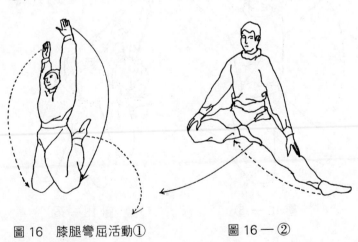

圖 16　膝腿彎屈活動①　　　　圖 16 — ②

太極 八卦之源與健身養生

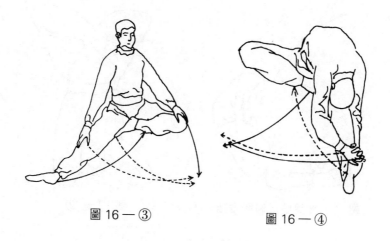

圖 16 — ③　　　　　圖 16 — ④

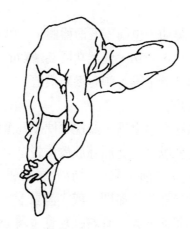

圖 16 — ⑤

4.雙盤膝前俯雙拿頂法

　　雙盤膝坐定，腰部前俯，兩手抱頭，頭部前俯至襠前，
然後雙臂蜷屈，屈膝上舉成立式，然後再兩腳分開，兩腳向
上伸直成為拿頂式。拿頂動作即倒立式（圖 17①②）。

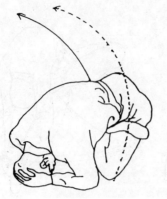

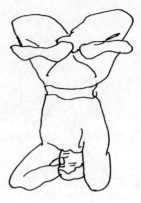

圖 17　雙盤膝前俯雙拿頂法①　　　　圖 17 － ②

第三節　臥式功法

　　臥功也稱睡功，也稱「五龍盤體」，臥功是道家功法的一種，它與動功、坐功、健美功同為練功的重要方法。古有「華山十二睡功圖」等，頗有參考價值。

1. 側臥功法

　　身體側臥在平坦之處，頭枕藥枕（五雷藥枕），全身鬆靜，上身正直側臥，上腿屈膝放於下腿之上，下腿伸直承載上腿，一手放於頭前；另一手放於屈膝腿之「環跳」穴位上，掌心向下，意守「命門」或「湧泉」，側臥式左右交換進行，有心血管病的人，宜右臥為宜（圖18）。

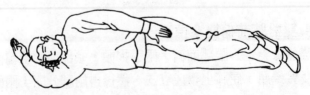

圖 18　側臥式

太極 八卦之源與健身養生

2.仰臥功法

全身鬆靜，仰臥於平坦之處，兩腿相併伸直，兩手掌心向上或朝下放於身體兩側，如患有腸胃病的人，則在胃腹部放一個五雷掌藥包，用順式呼吸進行練習，意念藥包之起落（圖19）。

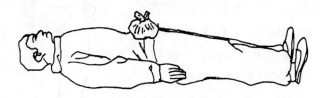

圖 19　仰臥式

功理：練臥功，佛家有禪定不眠之法，道家有五龍盤體之勢。目先睡而後心睡，神氣自然歸根。真氣聚丹，丹田自凝，真精自凝。三寶凝聚，是長生之道也。

要點：睡功以靜為本，以養真氣為本，此臥功之真意也。

第四節　站式功法

1.無極貫氣法

功法動作：立正姿勢，全身鬆靜，兩腳跟併攏，兩腳尖離開約 60°，頭正身直，虛靈頂勁，下頜微收，舌抵上腭，目平視或垂簾，口微閉，齒微扣，鼻尖和「神闕」穴上下成一條垂直線。「百會」穴和「會陰」成上下一條垂直線，兩臂自然下垂，兩手中指輕輕按於兩腿的「風市」穴，兩手的「魚際」穴下鬆，兩腳心意識踏地，自然呼吸，意守丹田

（圖 20）。

站樁時先做三線放鬆，三丹入靜。三線放鬆，即：第一線為「足陽明胃經」，由「承泣」穴起至兩足的次趾「厲兌」穴止，共 45 穴，節節放鬆。第二線為「手少陽三焦經」，由頭部眉端的「絲竹空」穴至兩手的「關衝」穴止，共 23 穴。第三條線為「足太陽膀胱經」，由「睛明」穴起至兩腳的小趾「至陰」穴

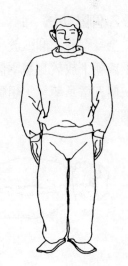

圖 20　無極貫氣式

止，共 67 穴。即這三線的前面、兩側、背後。

三丹入靜為上丹、中丹、下丹入靜。上丹為印堂，中丹為膻中，下丹為臍下小腹部。

經典：道生之，德蓄之，物形之，勢成之，是以萬物莫不尊道而貴德。道之尊，德之貴。故道生，德蓄，長之育之，成之熟之，養之覆之，生而不有，為而不恃，長而不宰，是為玄德。

功理：鬆靜為本，鬆能通竅，靜能養氣。善養氣之人，外可以抵禦病邪，內可以養生強體，此鬆靜之本也。

要點：鬆靜光通透，百會下會陰，尻尾升精氣，注入丹田中。

2.太極煉丹式

功法動作：兩腳左右分開相距兩腳之遠。身體下蹲成馬步式，上身保持正直，兩手掌心向內抱於丹田部位，兩手的

太極 八卦之源與健身養生

十指尖相對，兩手的勞宮穴屬心包經，心屬火，下丹田屬坎，為水，這樣練功，就能使水火相濟。為了加強功力，練此功時可抱茂盛之樹幹，意吸採樹木之津液，特別是春夏之交、萬物開發之時，樹幹發出之精氣，尤為有益（圖 21）。

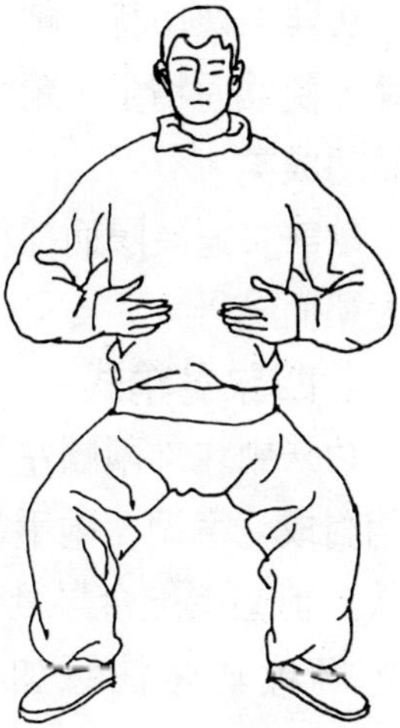

經典：欲陰生陽退，陽起陰潛，一消一息，則坎離隨時而交也。

圖 21　太極煉丹式

功理：本功以丹田、勞宮為主要門戶，「丹田」為爐鼎，「勞宮」為內氣出入之門戶，吸採精氣，注於爐內，以增其採氣之功也。

歌訣：龍虎相化結內丹，三寶常存氣綿綿，煉神還虛皆自得，步入雲梯是人天。

3. 兩儀滋陰式

功法動作：兩腳站立與上式相同，兩臂左右斜指，兩手掌心向下，吸採地氣，兩手的「大陵」穴與兩腿的「陽陵泉」穴遙遙相對，兩手掌心向下吸採地磁之氣，增加體內磁場作用，此功練習時意想「勞宮」穴。本功對治療高血壓有特效（圖 22）。

經典：言不苟造，論不虛生，引驗見效，該度神明，推類結字，原理為證，坎戊月精，離己日光，日月為易，剛柔相濟，土旺四季，羅絡始終，青赤白黑，各居一方，皆稟中宮，戊己之功。

第五章　天道養生法

功理：練功時，神、氣要相依。心藏神，腎藏精，益精補髓，髓強而精生，精生則化氣，氣化則神通，神通則能還虛而功成矣。

歌訣：運陰陽而採精，運爐鼎而化氣，運周天而成藥，運大藥而結丹。

4.四象足精式

功法動作：兩腳左右分開，比肩略寬，馬步站立，兩腳跟相對成一字型。兩手掌抱於丹田部位，練此功治男子陽痿有效，但必須配合早晨起床前或晚間入睡前後揉摩睾丸200次，練此功時注意加強陽物之意念。不注意呼吸（圖23）。

經典：蓋百病生於七情六淫也，也與氣有關，氣能治百病，也能生百病，變化萬千。蓋氣功能治百病，而不能治百人。

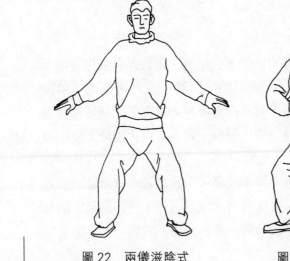 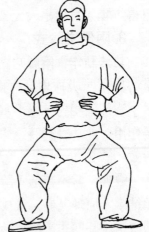

圖22　兩儀滋陰式　　　　　圖23　四象足精式

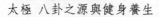

太極 八卦之源與健身養生

功理：睾丸乃藏精之府，按摩睾丸，是強陽之本也。陽衰是痿之本也。

歌訣：要知藥產川源處，只有西南是本鄉，鉛遇癸生需急採，金逢旺後不堪嘗。

5.八卦採氣式

功法動作：馬步站立，兩腳左右分開，兩腳分開相距兩腳之遠，兩于掌心向外上舉與頭平，鬆靜彎屈，對準樹木吸採樹木之精氣，本功對低血壓人有效（圖 24）。

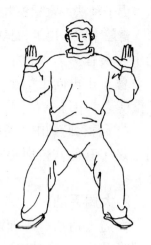

圖 24　八卦採氣式

經典：上德無為，不以察求，下德為之，其用不休，上閉則稱有，下閉則稱無，無者以奉上，上有神德居，此兩孔六法，金氣以相須。

功理：精、氣、神乃人體之本，用之丹藥，即須採納歸爐，採內藥與採外藥不同，採內藥須在活子時，採外藥則須靜而採之。

歌訣：意馬歸神室，心猿守洞齋，精神魂魄志，化為紫金霜。

第五節　周天功法

1.小周天功

本功習練時，運用坐式、臥式、站式均可，具體導引路線如下：

男子練法：意想睪丸之精導引至「會陰」穴，再上「長強」「命門」「夾脊」「大椎」「枕骨」「百會」，再向下引至「上丹」「重樓」「中丹」「下丹」。

女子練習時則由「會陰」起導引 之，其他穴位與男子同（圖25）。

2.大周天功

大周天功法有「卯酉周天」「經絡周天」「八卦周天」等。根據本人情況適合練哪一種，由自己選擇。

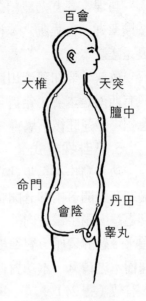

圖25　小周天功

① 經絡周天：男子練時，由睪丸起至「會陰」「長強」「命門」「夾脊」「大椎」「玉枕」「百會」「上丹」「重樓」。由「重樓」橫行手三陰經至「少商」返回手三陽經至「重樓」下中丹、下丹橫行兩側至「環跳」穴至足少陽膽經下湧泉穴，再由足三陰經至睪丸，下會陰至「長強」「命門」「夾脊」「大椎」「玉枕」「百會」「上丹」「重樓」中丹再至「下丹」。

女子練習時則由會陰導引之，其他穴位與男子同，因男子以陽為主，女子以陰為主（圖26）。

② 卯酉周天：由胸腹部順、逆進行旋轉，即下丹田部位為「子」，「膻中」為「午」進行旋轉，其順序為：子丑寅卯辰巳午未申酉戌亥，而卯酉位於身體東西兩側，練時用兩手掌向內，十指尖相對，由「子」位用順時針旋轉或逆時

太極 八卦之源與健身養生

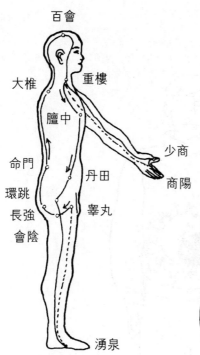

圖 26　大周天功

針旋轉（圖 27）。

　　③ 八卦周天：動作
和卯酉相似，但旋轉的範
圍較卯酉周天小，起勢由
坎離部位運轉，怕冷之人
由離部起，怕熱之人由坎
位起運轉（圖 28）。

　　妙用如江河之水流，
無休無止，灌溉四肢百
骸。

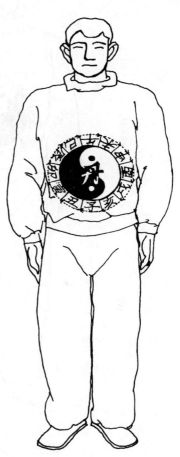

圖 27　卯酉周天圖

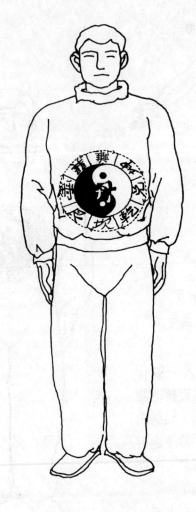

圖 28　八卦周天圖

太極 八卦之源與健身養生

第六節　動功功法

1. 三花聚頂

本功法是道教傳統真功，過去都是單線相傳，為了把它普及和提升，特公開如下：

功法動作

(1) 預備勢

立正姿勢，兩腳併攏，兩腳尖分開約 60°，頭正身直，虛靈頂勁，舌抵上腭，口微閉，齒微扣，目平視，鼻尖與「神闕」穴上下成一條垂直線，「百會」和「會陰」成上下一條垂直線，上鵲橋與下鵲橋相應，兩臂自然下垂，兩手的中指輕輕按於兩腿「風市」穴位。兩腳意識踏地，鬆靜自然，全身貫氣（圖 29①）。

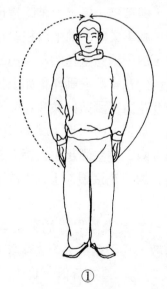

①

圖 29　三花聚頂

(2) 動勢，引子

兩腳分開與肩同寬，三線放鬆，三丹入靜，神宜內斂（三線放鬆。第一線為：足陽明胃經，由「承泣」穴起至兩足的次趾「厲兌」穴止，共45穴，節節放鬆。第二線為：手少陽三焦經，由頭部眉梢的「絲竹空」穴起至兩手的無名指的「關衝」穴止，共23穴，左右同。第三線為：足太陽膀胱經由「睛明」穴起至兩腳的「至陰」穴止，共67穴。三丹入靜為：上丹（印堂）、中丹（膻中）、下丹（小腹部）。

兩手臂由身體的左右兩側緩緩上起，大拇指向上領氣同時「少商」穴吸採天氣。兩手舉至頭前上方做「三花聚頂」：①玉色的花（眼前出現綠顏色的，此花為精的演化）；②金色的花；③九朵蓮花。以上三花表示人體精、氣、神旺盛，即精滿、氣足、神旺是也。

動作時，兩手掌由頭前上方相對左右拉開，然後下落至胸部再合掌，口中誦念玉色的花。第二動時仍如第一動作，口中誦念金色的花；第三動作仍如上式動作，口中誦念九朵蓮花。誦念九花時，頭前好像有花開放，這樣就能收到之氣感達到精滿、氣足、神旺也（圖29②～⑤）。

口令詞：兩手左右側起，大指上領，吸採天氣，兩手舉至頭前上方，做三花聚頂：①玉色的花；②金色的花；③九朵蓮花。

經典：夫神為身體思維活動之本，神氣若存，身康體健，神氣若散，身乃死焉，若欲存身，先安神氣，氣為神之母，神為氣之子，神氣若俱，長生不死（孫思邈存神煉氣法）。

太極 八卦之源與健身養生

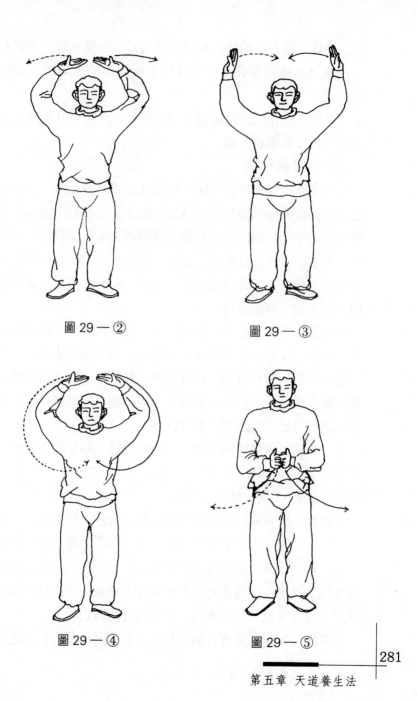

圖 29 — ②

圖 29 — ③

圖 29 — ④

圖 29 — ⑤

第五章 天道養生法

功理：練習本功時，加強意念，做三花聚頂時，感到有三花來為我身體補氣，於是身體五臟之精滿、氣足、神旺也。

歌訣：玉花能補精之滿；金花能壯氣之足；九朵蓮花神更旺，三花強體是真功。

2. 八卦轉丹功

承上勢。兩手左右分開，緩緩在身體兩側下落，下落時意念吸採地氣，以補身體之陰氣，兩手落至身體兩側貼近身體時，兩手掌心向內貼近身體沿肝膽經上摩至兩臂的腋下部位，兩手掌再轉至身體的「膻中」部位，兩手掌心向內十指尖相接用順時針方向由左向下、向右、向上、向左至膻中再用「數字功」採藥煉丹。

因為 13579 為金水木火土五行，五行為藥物，念誦金水木火土即為採藥，兩手掌圍著胸腹部旋轉即為採藥煉丹，煉至丹田發熱，即把身體之精採出來化為氣了，這就叫煉精化氣，默念數字功時正好在胸腹部旋轉一圈，用順時針方向為補，用逆時針方向為瀉（圖30①～⑨）。

口令詞：兩臂體側下落，再沿肝膽經上摩至腋下，轉入膻中，再由左向下、向右、向上、向左至膻中，誦念1357，3357，3579，5579，9999。

經典：坎離兩卦，陰中含陽，陽中含陰，陰陽互含，相戀相交，互為宅室，混合而不可分割，關係緊密，以此比喻人身元精與元神相交互養而合凝成丹之妙用，同時坎離兩卦，相為承受，互為運轉，其形式相似車輪上下輾轉，陰陽易位，互為易位，互為運用，比喻人身陰陽之理。

功理：胸腹部藏著五臟之精氣，發揮著人體各種功能和

太極 八卦之源與健身養生

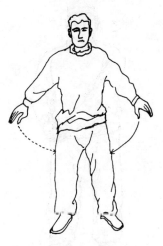

圖 30 —①

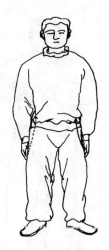

圖 30 —②

圖 30　八卦轉丹

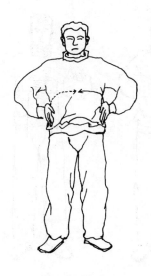

圖 30 —③

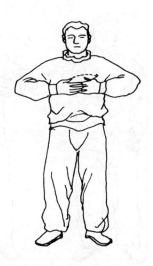

圖 30 —④

第五章　天道養生法

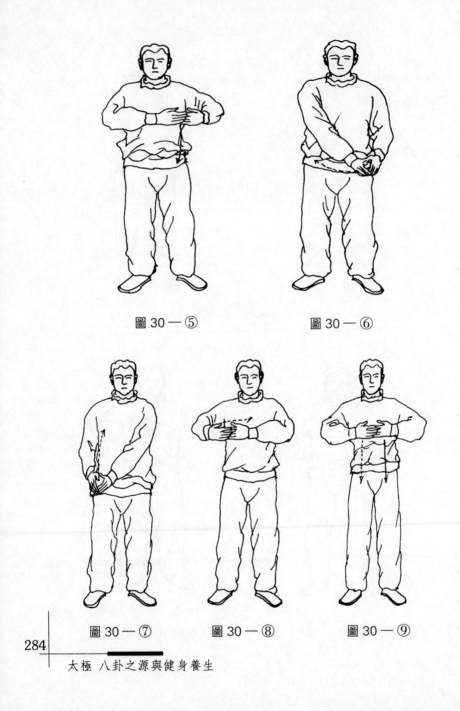

圖 30 —⑤   圖 30 —⑥

圖 30 —⑦   圖 30 —⑧   圖 30 —⑨

太極 八卦之源與健身養生

作用。

3. 升降丹功

功法動作承上式，兩手落至下丹田，再由下丹田向上引氣，向上引氣時吸氣，意想吸睪丸之精氣，兩手掌起至「膻中」部位，然後再下落至下丹田，如此一起一落地呼吸升降，並用數字功升降呼吸即 1357，3357，3579，5579，9999。

口令詞：兩手掌落至下丹田，再由下丹田上起吸氣，下落呼氣，起、落，並用數字功記錄之（圖31①～③）。

本功用逆呼吸進行練習，習練本功對治療糖尿病和減肥有良效。

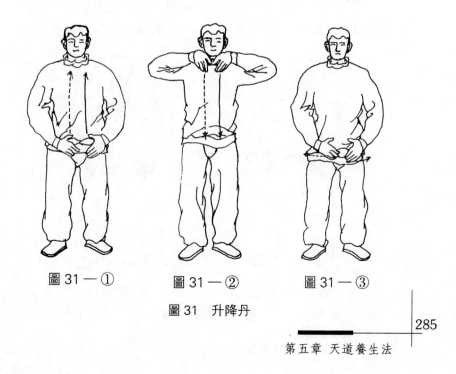

圖31 — ①　　　圖31 — ②　　　圖31 — ③

圖31　升降丹

4. 蛟龍入海

功法動作承上式，兩手由下丹田向兩側帶脈外旋，外旋時，兩手十指尖對準帶脈旋轉一圈至小腹前面，然後兩大拇指向上舉起，上舉時兩臂向前伸直，意想少商穴吸天氣，兩手起至肩平再向胸部回收至胸部，然後屈膝下落，下落時貼近身體並意想小指，如此一起一落的上吸下呼動作並用數字功習練，即1357，3357，3579，5579，9999（圖32①～⑥）。

口令詞：兩手上起，大拇指上領，吸採天氣，起至肩平，胸前回收，屈膝下落，起、收、落，1357，3357，3579，5579，9999。數字功的表示，1表示治頭上之病，3表示治上焦之病，5表示治中焦之病，7表示治下焦之病，9表示治全身之病。

文獻：鵲橋分為上鵲橋和下鵲橋，蓋人體出生後，任督二脈已經分離。《入藥鏡》說：「上鵲橋在印堂鼻竅處，下

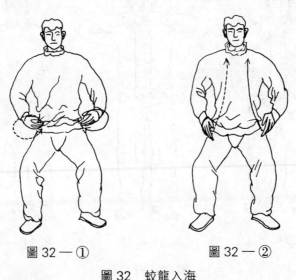

圖 32 — ①　　　　　　圖 32 — ②

圖 32　蛟龍入海

太極 八卦之源與健身養生

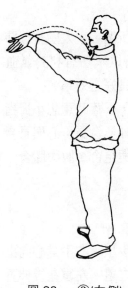

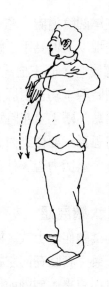

圖 32 － ③(左側)　　　　　圖 32 － ④(左側)

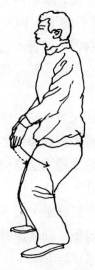

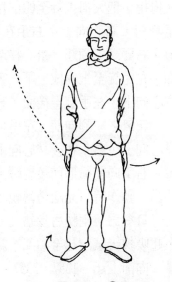

圖 32 － ⑤(左側)　　　　　圖 32 － ⑥

第五章 天道養生法

鵲橋在尾閭陰道處，亦一虛一實。」

功理：兩臂為手三陰、手三陽所循，手太陰經屬肺、手少陰經屬心，心主血，肺主氣，所以本功有利於氣血之調暢。同時練本功也對肝、胃、腎有良好之效果。

要點：兩手上起時意想大拇指，下落時意想小拇指。起落要有弧形。要做到內外三合，內外三合為：心與意合，意與氣合，氣與力合。外三合為：手與足合，肘與膝合，肩與胯合。

5. 大鵬展翅

功法動作承上式，兩腳弓步站立。

右勢：右腿在前左腿在後成弓步型，右手掌心向上，向前伸直與肩平，兩腳前後相距兩腳之遠。左掌在後伸直，掌心向下，定型後，右手上起，吸採天氣，起至頭部時，旋轉大拇指，把大拇指旋至頭部相接，然後右掌心向下，左手轉至身前，掌心向上，右手在後，掌心向下，與左掌成一字形，右腳腳尖翹起，重心移至右腳腳跟，接著，右手旋至下面，左手旋至上面成上下一字形，右手再向前旋轉至身前，掌心向上，左手旋至後面，掌心向下。

左勢：左腳向前，左弓步，右腳在後，左手向前伸直，掌心向上，右手在後掌心向下，兩臂平肩齊舉，然後左手向後，右手向前弧形前後旋轉，旋轉時兩腳兩腿隨勢運轉前後移動，動作時目光隨勢轉視（圖33①～⑥）。

口令詞：兩腿弓步站立，兩臂平肩齊舉，右手掌心向上上起吸採天氣，起至頭部，旋轉大拇指，向後旋臂，向下旋轉，向前上起。1357，3357，3579，5579，9999。

經典：「八方配八卦布列星曜，升降進退，周而復始，

太極 八卦之源與健身養生

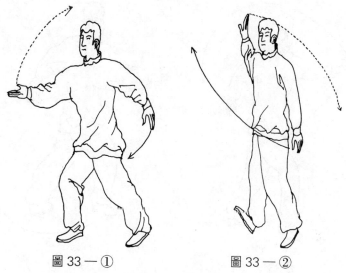

圖 33 — ①　　　　　　圖 33 — ②

圖 33　大鵬展翅

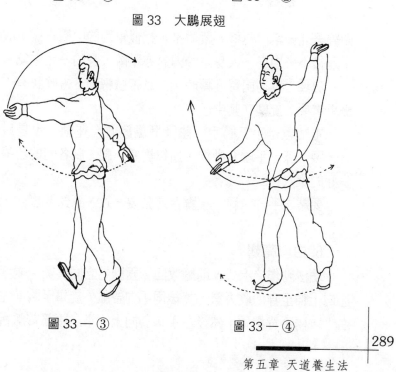

圖 33 — ③　　　　　　圖 33 — ④

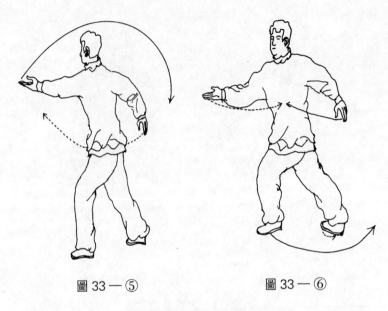

圖 33 —⑤　　　　　　　　圖 33 —⑥

圍繞著北極紫微運移。紫微星，相似車輪的中樞一樣，故曰『運移不失中』。人身陰陽消息亦不離人身的一元之氣。」

　　功理：本功兩臂旋轉時，注意帶脈轉動，古歌訣有：帶脈更重要，旋轉在其中。

　　本功也是手三陽手三陰及肝膽經聯合運動。也是肩、肘、腰、膝、手聯合動作，所以對肩、腰、膝各病的治療有良好的療效。

　　要點：手臂、肩、腰聯合運動要一致，意念要專一，手足要三合。

6.白鶴亮翅

　　功法動作接上式，前腳收回，兩腳站立同肩寬，兩手掌心向上伸至身前收天氣，然後兩手向帶脈外旋舉至胸前左上右下，兩手背相疊，然後左手掌心向上，沿左腰部帶脈緩緩

移至身後手背對準「命門」穴。右手向左旋轉手背對準「天目」處，同時向左轉腰，成白鶴亮翅姿勢。接著，做右勢。做右勢時，右手掌心向外、向右旋轉弧形，同時左手也轉至胸前，掌心向下，右手掌心向上與左手手背相疊，上動不停，右手掌心向上由右腰部帶脈緩緩移至腰後，手背對準「命門」處，左手掌心向外對準「天目」處，同時向右轉腰。如此左右轉動循環不已（圖34①～⑧）。

　　口令詞：兩手體前吸天氣，貫帶脈，外旋移至身前雙疊掌，左手舒帶脈，左轉腰。收外氣，雙疊掌，右手舒帶脈，右轉腰。1357，3357，3579，5579，9999。

　　經典：人身體坎中的一點元精，謂之金，經由人身元神交會烹調提煉出的精華，又曰「金華」(《參同契・真丹》)。

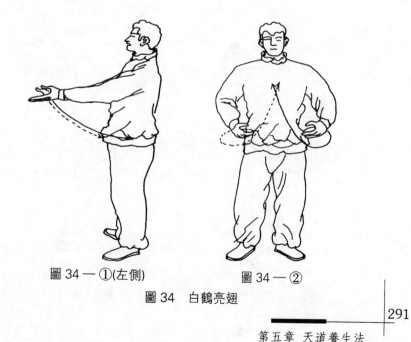

圖 34 — ①(左側)　　　　　　圖 34 — ②

圖 34　白鶴亮翅

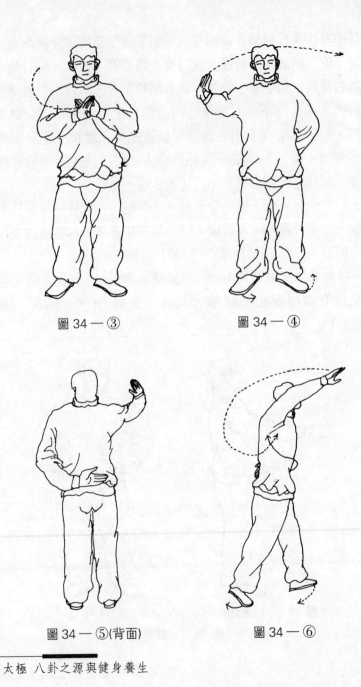

圖 34—③

圖 34—④

圖 34—⑤(背面)

圖 34—⑥

太極 八卦之源與健身養生

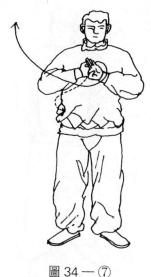
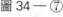
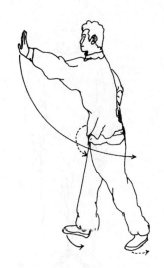

圖 34 — ⑦   圖 34 — ⑧

功理：練功者長壽，早已驗證了。但練靜功時，內視自己心臟，則有一片光明之感。如果夜間靜坐或靜臥練功，逐漸登入妙境，周身酥綿。

要點：橫勁，辨之明白，橫以濟豎，豎以濟橫，注意此點。

7. 舒理三焦

功法動作承上式，兩手落於體側，兩手掌心向內沿身體兩側的肝膽經上摩，至腋下，再將兩手移到「膻中」處，然後雙手十指相接由上焦按至下焦，同時出右腳成弓步。接著右腳收回，兩手也收至胸部，出左腳，雙掌由上焦經中焦至下焦，兩手兩腳交換左右交換進行（圖35①～⑧）。

口令詞：兩手掌心向內沿肝膽經上摩至腋下，轉入膻中出右腳理三焦，右腳收回，出左腳理三焦。1357，3357，

293

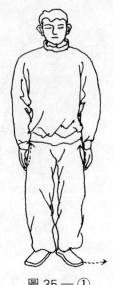

圖 35 — ①

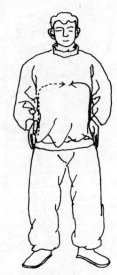

圖 35 — ②

圖 35 舒理三焦

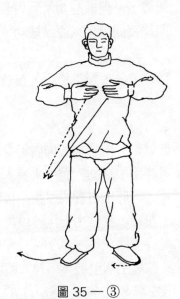

圖 35 — ③

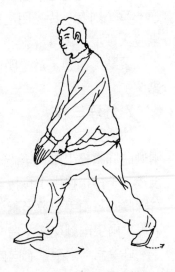

圖 35 — ④

太極 八卦之源與健身養生

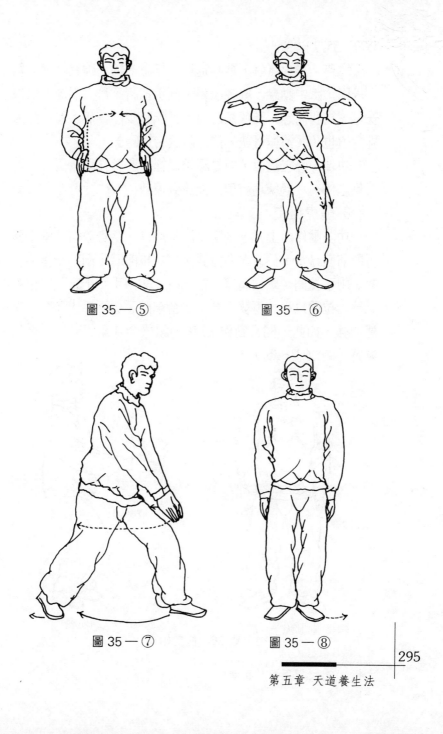

圖 35 — ⑤   圖 35 — ⑥

圖 35 — ⑦   圖 35 — ⑧

第五章 天道養生法

3579，5579，9999。

經典：夫煉氣者，冥心定息，無寂綿綿，神宜內守，氣入丹田，臍中動息，綿綿繼繼，兩手抱臍，丹火溫溫，六根安定，物我兩忘，乃煉氣之道，行無狂步，言無疾聲，此煉神合道也（《清微丹訣・清微隱真合道章》）。

功理：肝主疏泄，與膽經相表裡，肝膽經絡行兩脅，對三焦之病，經過練功疏理，能達到療效。

8.龍虎相交

功法動作承上式，兩腿小馬步站立，全身放鬆，兩手移至體前雙合掌，然後左右拉開，左右拉開時，兩手十指尖相對，兩手拉開距離與肩寬，拉開時意想兩手「十宣」穴位有氣感，拉開以後，再雙手合掌，合掌時意想兩手「勞宮」氣感加強，如此一開合動作 20 次，頓感全身氣感充足，增加氣感（圖 36①～⑤）。

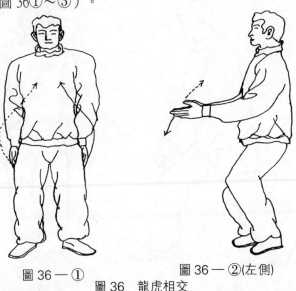

圖 36 — ①   圖 36 — ②(左側)

圖 36　龍虎相交

太極　八卦之源與健身養生

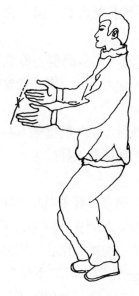
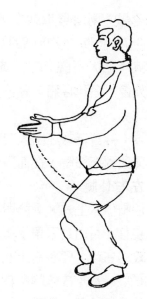

圖 36 — ③(左側)　　　　圖 36 — ④(左側)

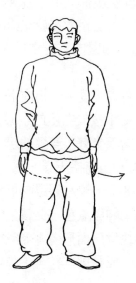

圖 36 — ⑤

口令詞：兩腿馬步站立，兩手體前雙合掌，開、合，1357，3357，3579，5579，9999。

經典：四大不調有二，或外或內，寒熱饑虛，飽飲疲勞，為外傷。名利喜怒，聲色滋味，念慮，為內傷（曇鸞法師服氣法）。

功理：勞宮為氣之出入門戶，練習本功，能增強本身真氣，內氣達到充沛時，從而對治療疾病能有很好效果。

9. 左右仆腿

功法動作承上式，兩腳與肩同寬站立，雙手由左下採地氣向右旋移，再由右下舉至頭前上方向左旋弧，再向右採天氣，然後弓右步，雙手右下左上按於右腿的「梁丘」穴向前衝膝 10 次，接著右腳腳尖內扣成左仆腿，再向下坐臀 12 次。然後身體站起，雙手十指向下、向左吸採地氣，再旋手由右向左、向上、再向左吸採天氣，接著雙手下落體兩側向左方弓左腿，雙手左下右上相疊按於左腿的「梁丘」穴，然後向前衝膝 8 次，再左腳跟向右旋轉成右仆步向下坐臀 12 次（圖37①～⑮）。

口令詞：向右開右步，雙手十指向下、向右採地氣，上旋採天氣，弓右腿，雙手按於右腿的「梁丘」穴向前衝膝 8 次，轉右腳跟變仆步向下坐臀，身體站起，開左步，雙手十指向左、向下採地氣，上旋採天氣，弓左腿雙手按於左腿「梁丘」穴向前衝膝 8 次，轉左腳跟向下坐臀 12 次。

經典：上藥三品，神與氣精，保精生氣，煉氣生神，練形生精，則可以留形住世。而形者神氣宅也，是故身安者其精固，精固則其氣盈，氣盈則其神全，神全則長生（《清微氣法》）。

太極 八卦之源與健身養生

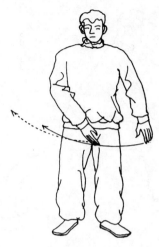

圖 37 ─ ①

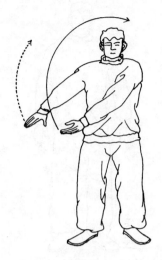

圖 37 ─ ②

圖 37　左右仆腿

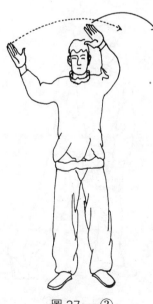

圖 37 ─ ③

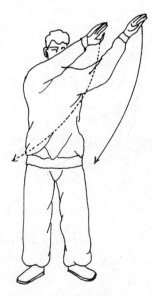

圖 37 ─ ④

299

第五章　天道養生法

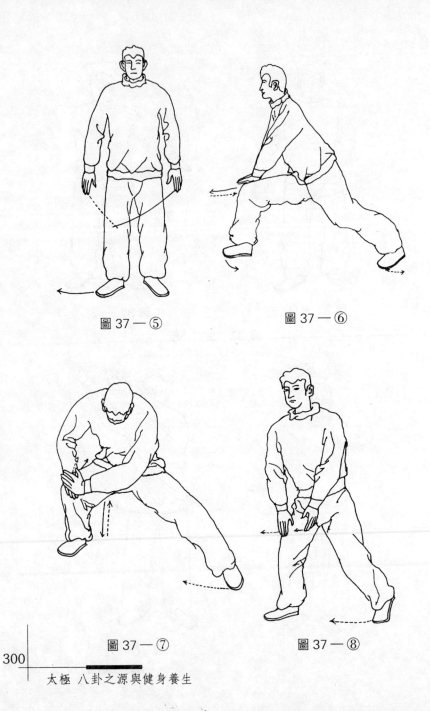

圖 37 — ⑤

圖 37 — ⑥

圖 37 — ⑦

圖 37 — ⑧

太極 八卦之源與健身養生

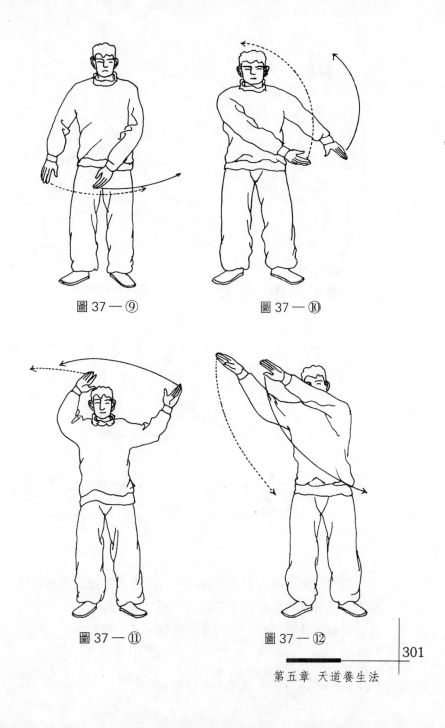

圖 37 — ⑨

圖 37 — ⑩

圖 37 — ⑪

圖 37 — ⑫

第五章 天道養生法

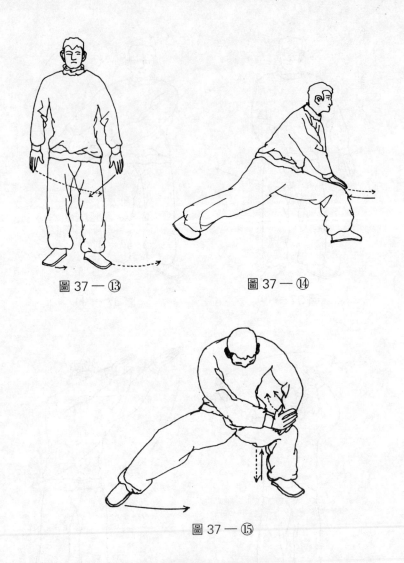

圖 37 — ⑬

圖 37 — ⑭

圖 37 — ⑮

功理：兩手收入天地之靈氣，在弓步雙手按梁丘穴時把收入之氣貫入雙腿以達足三陰和三陽之經氣也。

要點：仆腿坐臀，則能伸筋活絡。蓋人老先由腿上見，

太極 八卦之源與健身養生

故練仆腿是老年人必練之功也。

　　收勢：兩手左右分開，兩腳併攏成立正姿勢，兩手移至體前收天氣，雙手掌心向裡貫天目，雙手向下排病氣，雙手還原於體側（圖38①～③）。

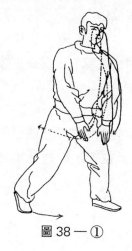

圖 38 — ①

圖 38　收勢

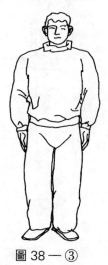

圖 38 — ③

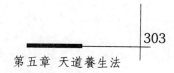

第七節　保健按蹻功

本功法有健美強身之作用，有通經活絡伸筋強骨之功能，且有益智長壽之效果。因為每次練功之後，收採的天地宇宙以及樹木花草之精氣，還有自身之靈藥，必須加以消化和貯存，以鞏固於體內，達到築基練己之成效，使養生按蹻更能奏效也。

1. 搓手掌

左右兩手掌心相對，用意念搓至發熱。搓手掌的目的在於把自己身體能量提煉出來，有強身益智，祛病延年之效（圖39）。

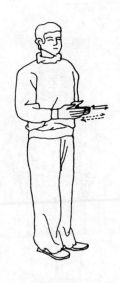

圖 39　搓手掌

2. 摩面孔

中國醫學認為，面孔屬於足陽明胃經，是十二經脈、三百六十五絡，其氣血皆上注於面部而走空竅。因此，摩面孔有著健美和健脾強身之功效。具體操作如下：兩手掌心緊貼於面部，由耳部下方向上旋弧至鼻部按摩 20 次，摩至發熱（圖 40）。

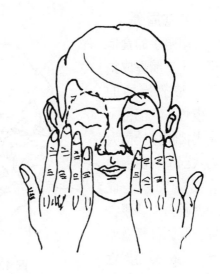

圖 40　摩面孔

3. 摩眼眶

用兩手的小魚際部位（小指展肌部位）按摩雙眼的眼眶部位，由外向裡按摩 20 次，此功能解除眼睛肌肉之疲勞，增強視力（圖 41）。

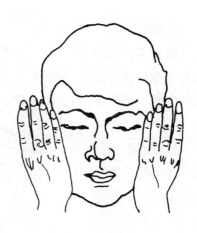

圖 41　摩眼眶

4. 摟眉骨

用兩手的食指第一、二節握成鉤狀，按於眉頭的「攢竹」穴部位，兩大拇指按於兩太陽穴部位，由內向外摟按 20 次。此功對視力以及視神經、眼眶神經有刺激作用，從而對近視眼、弱視、白內障諸眼疾都有療效（圖 42）。

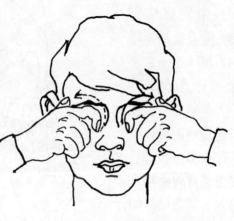

圖 42　摟眉骨

5. 按睛明

用右手大拇指尖及食指尖按於兩眼的內眥「睛明」穴部位按點 20 次，按點時由淺入深，此功能使內眥的動靜脈血液通暢，不致瘀於眼部周圍，造成眼球渾濁，而影響視力（圖 43）。

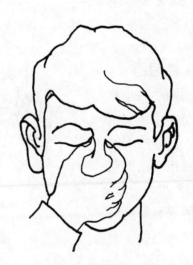

圖 43　按睛明

6.摩迎香

用兩手的大拇指握成鉤狀，按於鼻之兩側「迎香」穴部位，按摩20次，此功能開通鼻竅，對防治鼻炎、鼻塞均有良好療效（圖44）。

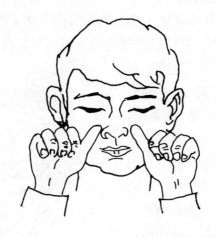

圖44　摩迎香

7.梳頭皮

用兩手的十指分開成梳狀，從「上星」穴部位向「枕骨」部位梳摩，梳摩時刺激大腦正中部位及兩側部位20次。對頭部運動神經有良好效用（圖45）。

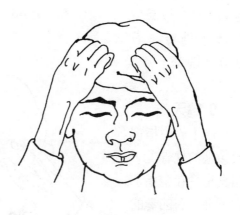

圖45　梳頭皮

8. 敲頭皮

用兩手的十指尖向頭部正中及兩側頭部敲打 20 次。人體的大腦分為左右兩半球，兩半球各有專司，分別管理「形象」和「記憶」兩部神經。右邊叫「形象思維神經」，左邊叫「邏輯思維神經」。如果一個人神經衰弱，記憶力減退，多敲打左邊頭部，如果夜間睡眠多夢和睡眠不佳，可多敲右大腦。以減少夢境。仍每次敲 20 次（圖 46）。

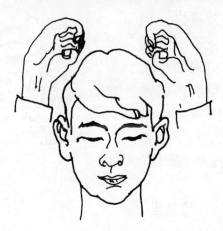

圖 46　敲頭皮

9. 鳴天鼓

兩手的中指按於後腦的枕骨上，用食指搭在中指上向下彈，有節奏的下彈 20 次。此功對高血壓、頭暈等症都有良好的效果（圖 47）。

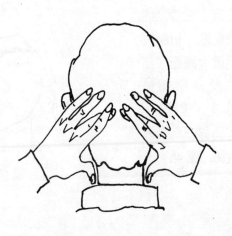

圖 47　鳴天鼓

太極 八卦之源與健身養生

10. 按風池

兩手的大拇指，按摩頭後部的兩側之「風池」部位20次，此功對高血壓、頭暈有顯著療效（圖48）。

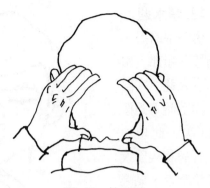

圖48　按風池

11. 摩耳輪

用兩手的拇、食兩指，捏在耳垂部位，由下而上、由上而下的按摩20次，對全身都有保健作用（圖49）。

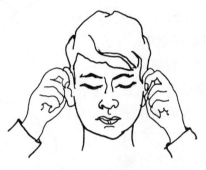

圖49　摩耳輪

12. 抖耳垂

耳垂部位，是治療眼病的主要穴位，經常練習，對防治眼病能獲得很好作用（圖50）。

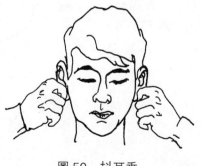

圖50　抖耳垂

13. 摩水迎

用右手的拇、食指按於頸部「水突」「人迎」穴部位，由上而下的按摩 20 次，此功對心血管病和喉部疾病及氣管炎、氣喘病均有良好的療效（圖 51）。

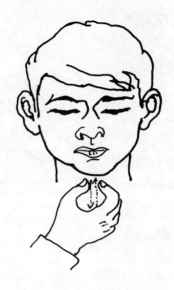

圖 51　摩水迎

14. 舒氣管

用大拇指和食指的羅紋面，在頸下部、靠近鎖骨部位由外向內按摩 20 次，此功對氣喘病和慢性咽炎有治療效果。按摩時宜柔和（圖 52）。

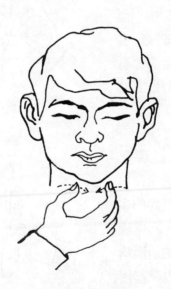

圖 52　舒氣管

太極 八卦之源與健身養生

15. 按天突

用大拇指的羅紋面，按於「天突」穴部位上，順時針或逆時針方向旋轉揉按 20 次，此功對氣喘病和慢性咽炎均有良好效果（圖 53）。

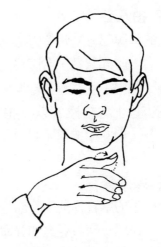

圖 53　按天突

16. 摩胸腹

兩手的掌心貼於胸腹部位，雙手左上右下相疊按於胸腹部逆時針方向旋按 20 次，上下旋按時，在胸部宜輕按，至腹部時宜重按 20 次（圖 54）。

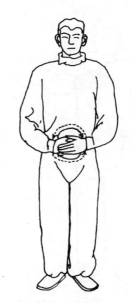

圖 54　摩胸腹

17. 拍八卦

人的胸腹部分為八個方位。在左下腹部為乾，下丹田部為坎，右下腹部為艮，右腹部為震，右上胸部為巽，胸正中部為離（膻中），左胸部為坤，左腹部為兌（後天八卦）。在八個方位上各拍打 20 次，拍打時兩手各占一個方位，如左手按乾，則右手按巽（圖 55①～④）。

18. 摩兩腎

用兩手的掌背揉按兩腎部位，此功能加強腎臟功能，同時摩至「命門」穴時意念加強命門功能，此功對腎功能衰竭和腰痛有良好效果（圖 56）。

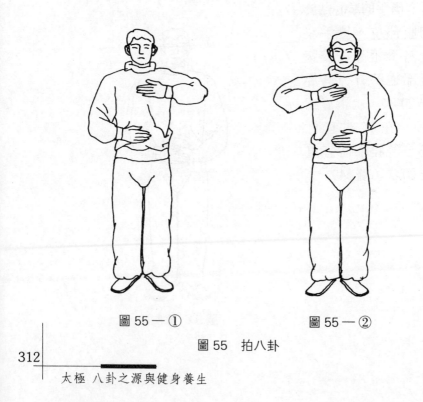

圖 55 — ①　　　　　　　　　圖 55 — ②

圖 55　拍八卦

太極 八卦之源與健身養生

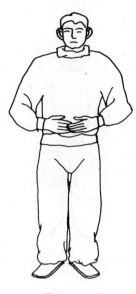
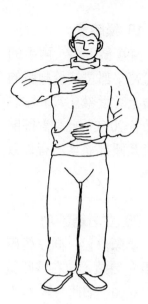

圖 55—③　　　　　　　圖 55—④

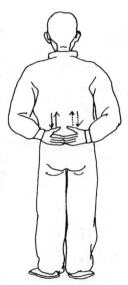

圖 56　摩兩腎

第五章　天道養生法

19. 揉膝蓋

身體微下蹲，兩手的「勞宮」部位按於兩膝的膝蓋上（近梁丘穴）左右揉按各 20 次，此功對膝關節炎及腿部痛疼均有良效（圖 57）。

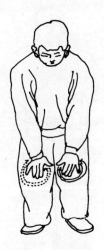

圖 57　揉膝蓋

20. 左右轉頭功

頭頸放鬆，向左轉時微看左肩頭，向右轉時微看右肩頭，如此共轉 20 次（圖 58）。

21. 上下仰俯頭功

頭頸放鬆，上下仰俯 20 次，本功對於頸椎肥大和增生能獲得很好的治療效果（圖 59）。

22. 拍環井

兩腳左右分開比肩略寬些站立，然後向左轉腰，右掌拍打左肩的「肩井」穴位，向右轉時右手拍打左「環跳」穴部位，

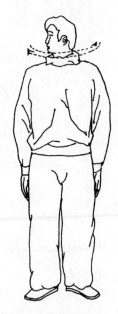

圖 58　左右轉頭功

太極 八卦之源與健身養生

左手拍打右肩「肩井」穴位共拍打 20 次。本功對治療腰肩痛有效。

23. 抖手掌排病氣

氣功練完之後，為了排病氣，必須將兩手掌放鬆與抖動，同時兩手抖動時兩腳跟一提一落隨手抖動排病氣，排氣時全身放鬆。抖動 20 次（圖 60）。

24. 拍陰陽經絡

兩手掌由腿下部向上拍打 20 次，使全身放鬆，氣血流暢，從而通經活絡。

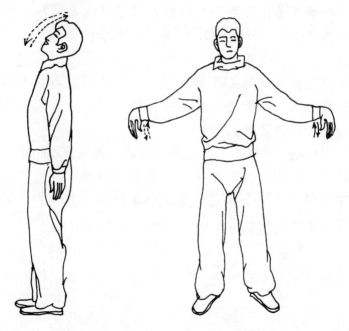

圖 59　上下仰俯頭功(左側)　　圖 60　抖手掌排病氣

後　記

　　本書是在先師裴錫榮先生的指導、囑托下完成的。先生一生辛勞，將自己的心身全部貢獻給了中華傳統武術、氣功，就在他生命彌留之際，還一直操心著《中華傳統武術大觀》叢書的出版。先生於 1999 年 3 月住院時，院方即通知家屬準備後事，言先生之生命可能過不了十天。然而，叢書的出版事宜還未定奪，先生豈會走?得知所有的書稿完成並交出版社後，先生才於 6 月 19 日安然乘鶴仙去。

　　本書第一至四章的初稿由鄭志鴻先生編寫。鄭兄客居日本多年，花費了大量的心血來搜集資料，伏案而作，完成了數十萬字的稿件，並收集到大量的相關圖片。鄙人在加工改編過程中，由於考慮到篇幅的限制及本書的一體性，捨棄了一部分內容，只選用了部分稿件及少量圖片。

　　本人隨裴錫榮先生修煉十餘載，其間陸續協助先生整理、記錄有關武術、養生方面的資料。今遵先生遺囑，將「天道養生法」系統地奉獻出，寫入本書第五章，望能益於眾生，亦告慰先生在天之靈。

　　本書在出版過程中得到趙振平老師大力支持，並提出寶貴意見，在此表示衷心感謝!

吳忠賢

太極 八卦之源與健身養生

大展出版社有限公司
品冠文化出版社

圖書目錄

地址：台北市北投區(石牌)　　電話：(02)28236031
　　　致遠一路二段 12 巷 1 號　　　　　28236033
郵撥：01669551＜大展＞　　　傳真：(02)28272069

法律專欄連載 · 大展編號 58

台大法學院　　　法律學系／策劃
　　　　　　　　法律服務社／編著

1. 別讓您的權利睡著了(1)		200 元
2. 別讓您的權利睡著了(2)		200 元

· 生 活 廣 場 · 品冠編號 61 ·

1.	366 天誕生星	李芳黛譯	280 元
2.	366 天誕生花與誕生石	李芳黛譯	280 元
3.	科學命相	淺野八郎著	220 元
4.	已知的他界科學	陳蒼杰譯	220 元
5.	開拓未來的他界科學	陳蒼杰譯	220 元
6.	世紀末變態心理犯罪檔案	沈永嘉譯	240 元
7.	366 天開運年鑑	林廷宇編著	230 元
8.	色彩學與你	野村順一著	230 元
9.	科學手相	淺野八郎著	230 元
10.	你也能成為戀愛高手	柯富陽編著	220 元
11.	血型與十二星座	許淑瑛編著	230 元
12.	動物測驗—人性現形	淺野八郎著	200 元
13.	愛情、幸福完全自測	淺野八郎著	200 元
14.	輕鬆攻佔女性	趙奕世編著	230 元
15.	解讀命運密碼	郭宗德著	200 元
16.	由客家了解亞洲	高木桂藏著	220 元

· 女醫師系列 · 品冠編號 62

1.	子宮內膜症	國府田清子著	200 元
2.	子宮肌瘤	黑島淳子著	200 元
3.	上班女性的壓力症候群	池下育子著	200 元
4.	漏尿、尿失禁	中田真木著	200 元
5.	高齡生產	大鷹美子著	200 元
6.	子宮癌	上坊敏子著	200 元

7. 透明怪人	江戶川亂步著	特價 230 元
8. 怪人四十面相	江戶川亂步著	特價 230 元
9. 宇宙怪人	江戶川亂步著	特價 230 元
10. 恐怖的鐵塔王國	江戶川亂步著	特價 230 元
11. 灰色巨人	江戶川亂步著	特價 230 元
12. 海底魔術師	江戶川亂步著	特價 230 元
13. 黃金豹	江戶川亂步著	
14. 魔法博士	江戶川亂步著	
15. 馬戲怪人	江戶川亂步著	
16. 魔人銅鑼	江戶川亂步著	
17. 魔法人偶	江戶川亂步著	
18. 奇面城的秘密	江戶川亂步著	
19. 夜光人	江戶川亂步著	
20. 塔上的魔術師	江戶川亂步著	
21. 鐵人 Q	江戶川亂步著	
22. 假面恐怖王	江戶川亂步著	
23. 電人 M	江戶川亂步著	
24. 二十面相的詛咒	江戶川亂步著	
25. 飛天二十面相	江戶川亂步著	
26. 黃金怪獸	江戶川亂步著	

·武 術 特 輯·大展編號 10

1. 陳式太極拳入門		馮志強編著	180 元
2. 武式太極拳		郝少如編著	200 元
3. 練功十八法入門		蕭京凌編著	120 元
4. 教門長拳		蕭京凌編著	150 元
5. 跆拳道		蕭京凌編譯	180 元
6. 正傳合氣道		程曉鈴譯	200 元
7. 圖解雙節棍		陳銘遠著	150 元
8. 格鬥空手道		鄭旭旭編著	200 元
9. 實用跆拳道		陳國榮編著	200 元
10. 武術初學指南	李文英、解守德編著		250 元
11. 泰國拳		陳國榮著	180 元
12. 中國式摔跤		黃　斌編著	180 元
13. 太極劍入門		李德印編著	180 元
14. 太極拳運動		運動司編	250 元
15. 太極拳譜	清·王宗岳等著		280 元
16. 散手初學		冷　峰編著	200 元
17. 南拳		朱瑞琪編著	180 元
18. 吳式太極劍		王培生著	200 元
19. 太極拳健身與技擊		王培生著	250 元
20. 秘傳武當八卦掌		狄兆龍著	250 元
21. 太極拳論譚		沈　壽著	250 元

3

國家圖書館出版品預行編目資料

太極 八卦之源與健身養生／鄭志鴻 吳忠賢編著
——初版，——臺北市，大展，2002〔民91〕
面；21公分，——（養生保健；32）
ISBN 957-468-134-3 （平裝）

1.氣功　2.健康法

411.12　　　　　　　　　　　91004140

太極 八卦之源與健身養生　　ISBN 957-468-134-3

主　　編／鄭志鴻　吳忠賢

責任編輯／趙 振 平

發 行 人／蔡 森 明

出 版 者／大展出版社有限公司

社　　址／台北市北投區（石牌）致遠一路2段12巷1號

電　　話／（02）28236031・28236033・28233123

傳　　眞／（02）28272069

郵政劃撥／01669551

E－mail／dah-jaan＠ms9.tisnet.net.tw

登 記 證／局版臺業字第2171號

承 印 者／高星印刷品行

裝　　訂／日 新 裝 訂 所

排 版 者／弘益電腦排版有限公司

初版1刷／2002年（民91年）5月

定　價／280元

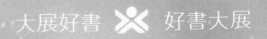

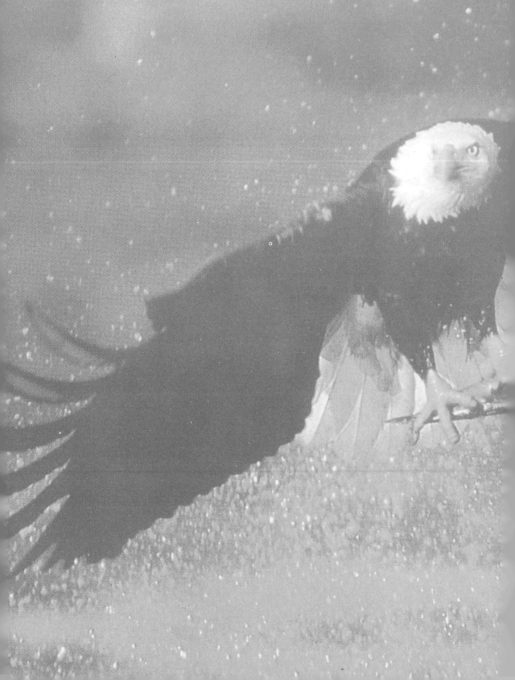